青年はなぜ死んだのか

カルテから読み解く
精神病院患者
暴行死事件の真実

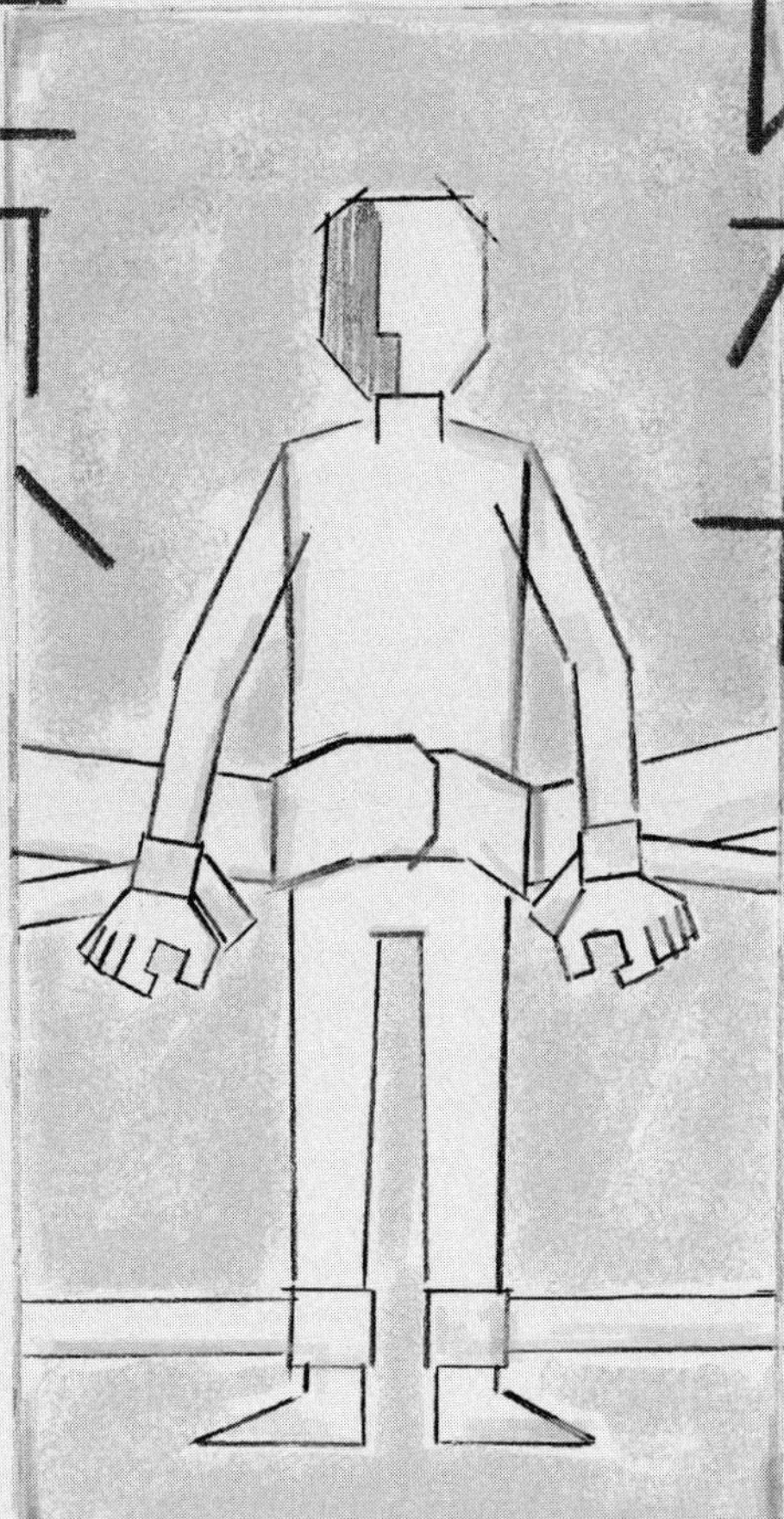

嶋田和子

萬書房

はじめに——一〇〇年経っても「この国に生まれたるの不幸」

二〇一〇年、私はこの精神医療のテーマに出会った。まず試みとして、ブログでの発信を始めた。そこに集まってきたのは多くの「精神医療被害」の体験談だった。彼らの語るその被害の大きさに、私はときに開いた口が塞がらず、怒りを覚え、最終的に無力感にさいなまれた。

多くは「薬害」とも言える、精神科医の安易な診断による安易な処方から生じる被害だった。そんな中に、ときどき精神病院への入院による被害の話もあった。

信じがたいほどの人権を無視した扱い。もし、自分の身がそこにあったとしたら、果たして私は正気を保ってこちらの世界に戻ってくることができただろうか。そう思わせるほどの医療、劣悪な医師、看護師、環境の話だった。

この地獄はどうしたら解決できるのだろうか。でも、私は精神病院そのものをテーマにすることを避けてきた。避けてきた、というより、その辛苦の歴史を考えると、とても手に負えないと感じていた。

日本における精神病患者の処遇の歴史をさかのぼれば、一九〇〇（明治三三）年に制定された「精神病者監護法」に行き着く。いわゆる「私宅監置」制度で、精神病患者の親族に、患者の監護を義務づけたものである。

この制度によって設けられた「座敷牢」の実情を憂い、その解決のために奔走したのが東京大学医学部精神科教授だった呉秀三《くれしゅうぞう》である。彼が著した『精神病者私宅監置ノ実況及ビ其統計的観察』が出版されたのが一九一八年で、二〇一八年はちょうどその一〇〇周年にあたり、呉の業績を称える『夜明け前　呉秀三と無名の精神障害者の１００年』という映画が制作されたりもした。

呉のこの著書には以下の有名な言葉がある。

我邦十何万ノ精神病者ハ実ニ此病ヲ受ケタルノ不幸ノ外ニ、此邦ニ生レタルノ不幸ヲ重ヌルモノト云フベシ。

「この国に生まれたるの不幸」とは、私宅監置制度により座敷牢に押し込められた精神病者に向けられた言葉である。

この「精神病者監護法」が廃止されたのは、ようやく戦後になってから、一九五〇年のことだ。代わって制定されたのが「精神衛生法」で、この法律によって私宅監置が廃止され、都道府県立精神病院の設置が義務づけられることになった。

しかし、敗戦間もない日本のこと。国にも地方にも精神病院を建設するだけの十分な財政的余裕がなかった。公立の精神病院建設構想は行きづまり、結局一九六〇年、医療金融公庫を設立し、大甘の条件で貸し付けを行い、精神病院の建設は民間におまかせとなった。

この制度により「精神病院は儲かる」という風潮が生まれ、「私立精神病院の大濫立」となっていくが、それが現在まで尾を引いて、日本の精神病院の状況をにっちもさっちもいかないものにしている。私立の病院の店じまいをさせるのは、そうたやすいことではないのである。

当時、医療金融公庫設立の旗振り役をしたのは、日本医師会会長を長く務めた武見太郎氏だ。彼は総理大臣を歴任した吉田茂とも親戚で、自民党とつながりが深く、医療政策に絶大な発言力を持っていた。

武見太郎氏と言えば——「精神病院は牧畜業者」——この仰天発言はつとに有名である。

彼が旗振り役で医療金融公庫が設立されたのが一九六〇年で、この発言も同じ一九六〇年になされている。なぜ自ら提唱した制度によって造られようとしている私立精神病院に向けて、このようなきつい表現を使ったのか。大熊一夫氏の『精神病院を捨てたイタリア　捨てない日本』(岩波書店、二〇〇九年)の「あとがき」によれば、「厚生省の指導で私立精神病院大増設作戦が流布され、融資の応募者が殺到して、『牧畜業』の大出現が予見できた。それで黙っていられなくなった」(同書二四九頁)のではないかということだ。

「融資の応募者」とは、精神病院建設で一儲けを企む粗悪な病院開設者のことだ。当時名乗りをあげた経営者の中には、医療関係者のみならず、金融業者や呉服商までもが含まれていたという。国は、たとえバラック建てでも、とにかく病床さえそろっていれば建設を許可した。こうして、地価の安い山間部を中心に、雨後の筍のごとく巨大精神病院が設立されていくことになったのである。一九五九年には約八万床だった日本の精神病床数は、その後、年に一万床以上という勢いで急増していった。

こうして「牧畜業者」ならいずれ起こすであろう事件が、やはり起きた。

一九八四年に発覚した宇都宮病院事件である。栃木県に宇都宮病院が設立されたのは、まさに医療金融公庫の恩恵を受けられた一九六一年だ。

九二〇床という巨大精神病院である。首都圏一帯から引き取り手のない患者を集め、少ない職員の下、「作業療法」と称して患者を労働力として使役していた。反抗する患者への職員による暴力は日常茶飯事。回診の際、院長はゴルフクラブを手に患者の前を歩き、反抗的な患者がいるとそのクラブで殴りつけていたという。

事件は二人の患者に対するリンチ殺人である。食事の内容に不満を漏らした入院患者が看護職員に金属パイプで乱打され、四時間後に死亡した。さらに、その数か月後には、見舞いに来た知人に病院の現状を訴えた患者が、職員らに殴られ翌日急死した。

朝日新聞がすっぱ抜き、事件が明るみに出た。と同時に、日本の精神医療体制は国際的な非難を浴び、一九八七年には「精神衛生法」が「精神保健法」に改正されることになったのである。これにより、患者本人の同意に基づく任意入院制度や、入院時の権利告知、入院中の処遇に不当性がないかを審査する制度などが作られたのだが……。

この本で取り上げる「I病院事件」は、それから四半世紀後、二〇一二年に起きた職員による患者暴行死事件である。容疑者が逮捕されたときにはテレビニュースでも取り上げられ、監視カメラの映像に残されていた暴行場面が日本中のお茶の間に流された。I病院に限らず、職員による患者への暴力事件はあとを絶たず、患者を鍵のかかる部屋に閉じ込め、非人間的な扱いをしている病院は依然として多数存在する。

呉秀三が「この国に生まれたるの不幸」と嘆いたのは私宅監置の実情である。そのような精神医療施設の不備を憂慮した結果、彼は入院医療を最終目標としたが、その入院医療が「牧畜業」となり果てた。呉が夢見た入院医療は、一〇〇年経って結局のところ、「この国に生まれたるの不幸」をさらに患者に味わわせる結果となっている。

しかも、武見太郎氏が精神病院設立のための医療金融公庫の導入に尽力していた一九六〇年、すでに欧米では脱施設化が進行していたという、何とも皮肉な成り行きなのだ。

この状況を、さらに決定的に悲惨なものにしているのが、日本独自の多剤大量処方、いわゆる「薬漬け」医療である。

統合失調症の治療薬とされるクロルプロマジン（抗精神病薬）がはじめて精神病患者に処方された

のはフランスで、一九五二年のことだ。その後精神医学は、一九五五年にはマイナー・トランキライザー（精神安定剤）を、さらに一九五七年にはうつ病患者のための薬（イプロニアジド　商品名マルシリド）も手に入れた。

『心の病の「流行」と精神科治療薬の真実』の著者ロバート・ウィタカーによると、「精神科でクロルプロマジンの処方を始めると、たちまちヨーロッパ中の療養院がそれに倣った。どの現場でも、病棟が静かになり患者を管理しやすくなったと、まるで判で押したように同じ報告がなされた」（同書七九頁）という。

薬は患者を扱いやすくする。と同時に、長期の薬物使用は、いくつかの研究結果が示しているように、患者の予後を著しく悪くするのだ。薬物療法を続けるほどに、入院期間は長引き、患者を「治さない」治療が行われ続ける。

日本の統合失調症治療における抗精神病薬の投与量は、厚生労働省の発表によると、アメリカの二倍、ハンガリーの三倍と、抜きん出た多さである。マイナー・トランキライザーであるベンゾジアゼピン系薬物の使用量は欧米の六〜二〇倍と言われ、国際麻薬統制委員会から処方に関して勧告（二〇一〇年）を受けるほどだ。精神病床数の多さ、入院期間のけた外れの長さ、そうした人生そのものを奪う長期入院者の多さ等々、日本の精神医療が抱える問題は数え上げたらきりがない。

I病院事件は、こうした日本の精神医療史の負の側面が絡み合い、起きた事件とも言える。また、最終章で取り上げた飛び降り自殺事件では、国立大学病院における殺人的な多剤大量処方がまさに「死」を招いてしまった。

両事件ともカルテを読むことから始まった。積み重ねると三〇センチほどにもなるカルテを読み進めていくうちに、私の中でおぼろげながらも少しずつ形を成していくものがあった。

精神病院の問題はもちろん精神医療、病院というシステムそのものの問題でもあるが、向精神薬が作られて半世紀以上経った今、「薬」という観点を抜きに語ることはできないのだ。精神病院をテーマに書かれる本の多くは人権や福祉や制度、脱施設化といった切り口ばかりで、「薬」を絡めての追及がほとんどないことが意外だった。

日本の精神医療、とくに薬物治療は、あたかも自ら火をつけ躍起になってその消火につとめる自作自演、自己完結型医療と言っていい。それは遠くから眺めれば喜劇のようでもあり、その中に身を置けば悲劇になる。

精神病院の内情が世間に伝わることはほとんどない。その密室性がさらなら偏見を煽る一つの原因であるとしたら、カルテから浮かび上がる精神病院の日常を伝えることは、この偏見をちょっぴり減じることにならないだろうか。そんな思いもある。

＊おことわり＊

文中の「精神病院」は本来なら二〇〇六年六月に法律で改正された通り「精神科病院」と表記し

なければならないところである。

　用語の改正について説明する参議院法制局のホームページにはこうした措置をとった理由として「精神病院という用語には、精神病者を収容する施設というイメージが残っており、そのことが、精神科医療機関に対する国民の正しい理解の深化や患者の自発的な受診の妨げとなっていること」をあげている。

　では、「精神科病院」と呼称が変わり、二〇〇六年以降、実態の変化、あるいは国民の認識に変化はあったのだろうか。

　Ｉ病院事件を見るかぎり、残念ながら、否である。

「精神病者を収容する施設」という言葉は、イメージとしてではなく実体として、相変わらずのものであり、したがってこの物語を語る上で「精神科病院」という言葉が適切とは思えなかった。なのであえて「精神病院」という言葉を使うことにした。

　また、Ｉ病院事件の被害者の実名は、刑事事件となった時点でテレビや新聞報道等において公表されているが、本書では遺族の意向を汲み、仮名にした。遺族が本名を出すことに抵抗を感じるのは、精神病院、精神障害者に対する社会の感情を正しく反映したものであり、そこを押し切れるほど、世間の視線が甘いものでないことを十分に承知しているからだ。また、被告となった二人の元准看護師についても仮名とし、裁判の場面ではその立場を反映させ「被告」を使用した。

私の要請を受け、カルテを新たに開示してくださったお二人のご遺族たち。被害者である「陽《よう》さん」と「直樹さん」はカルテの中でたしかに生き、その生を私にゆだねてくださったことに感謝申し上げます。

また、取材を受けてくださったお一人お一人に、この場を借りて、お礼申し上げます。

二〇一九年一月

嶋田和子

本書に登場する薬（主に向精神薬）

日本での商品名	一般名≒成分名	分　類
アーテン	トリヘキシフェニジル	抗パーキンソン病薬
アキネトン	ビペリデン	抗パーキンソン病薬
アモキサン	アモキサピン	三環系抗うつ薬
アルプラゾラム	アルプラゾラム	ベンゾ系抗不安薬
インヴェガ	パリペリドン	非定型抗精神病薬
ウインタミン	クロルプロマジン	定型抗精神病薬
エビリファイ	アリピプラゾール	非定型抗精神病薬（DSS）
クロザリル	クロザピン	抗精神病薬
ジェイゾロフト	セルトラリン	SSRI
ジプレキサ	オランザピン	非定型抗精神病薬
ゼプリオン	パリペリドン	非定型抗精神病薬
セルシン	ジアゼパム	ベンゾ系抗不安薬
セレニカ	バルプロ酸ナトリウム	抗てんかん薬・気分安定薬
セレネース	ハロペリドール	定型抗精神病薬
セロクエル	クエチアピン	非定型抗精神病薬
ソラナックス	アルプラゾラム	ベンゾ系抗不安薬
タスモリン	ビペリデン	抗パーキンソン病薬
デパケン	バルプロ酸ナトリウム	抗てんかん薬・気分安定薬
デパス	エチゾラム	チエノジアゼピン系抗不安薬
ドグマチール	スルピリド	非定型抗精神病薬
トリアゾラム	トリアゾラム	ベンゾ系睡眠薬
パキシル	パロキセチン	SSRI
ハルシオン	トリアゾラム	ベンゾ系睡眠薬
バレリン	バルプロ酸ナトリウム	抗てんかん薬・気分安定薬
パロキセチン	パロキセチン	SSRI
ヒベルナ	プロメタジン	抗パーキンソン病薬
ヒルナミン	レボメプロマジン	定型抗精神病薬
ピレチア	プロメタジン	抗パーキンソン病薬
フルニトラゼパム	フルニトラゼパム	ロヒプノールのジェネリック
ブロチゾラム	ブロチゾラム	チエノトリアゾロジアゼピン系睡眠薬
プロピタン	ピパンペロン	定型抗精神病薬
ベゲタミン	クロルプロマジン・フェノバルビタール・プロメタジン	睡眠・鎮静薬（2016/12 販売中止）
ベンザリン	ニトラゼパム	ベンゾ系睡眠薬
メレリル	塩酸チオリダジン	抗精神病薬（2005/12 販売中止）
ラミクタール	ラモトリギン	抗てんかん薬・気分安定薬
ランドセン	クロナゼパム	ベンゾ系抗てんかん薬
リスパダール	リスペリドン	非定型抗精神病薬
リスペリドン	リスペリドン	非定型抗精神病薬
ルーラン	ペロスピロン	非定型抗精神病薬
ルボックス	フルボキサミン	SSRI
レキソタン	ブロマゼパム	ベンゾ系抗不安薬
レボトミン	レボメプロマジン	定型抗精神病薬
レンドルミン	ブロチゾラム	チエノジアゼピン系睡眠薬
ロゼレム	ラメルテオン	非ベンゾ系・メラトニン作動睡眠薬
ロナセン	ブロナンセリン	非定型抗精神病薬
ロヒプノール	フルニトラゼパム	ベンゾ系睡眠薬

【向精神薬とは】

向精神薬とは、精神疾患の治療のために処方される処方医薬品の総称である。

①**抗精神病薬**　主に統合失調症の症状の対症療法での治療薬。症状を抑えるのみで、完治させるものではない。種類としては、古いタイプの定型抗精神病薬と、第二世代と言われる非定型抗精神病薬がある。（アリピプラゾール〈エビリファイ〉はドーパミンシステムスタビライザー〈DSS〉と呼ばれ、第三世代とも呼ばれている）。

②**抗うつ薬**　うつ病や強迫性障害、社交不安障害の治療に用いられる。第一世代抗うつ薬である三環系抗うつ薬、第二世代の四環系抗うつ薬、さらに一九九九年に日本で発売された第三世代の選択的セロトニン再取り込み阻害薬（SSRI）、第四世代のセロトニン・ノルアドレナリン再取り込み阻害薬（SNRI）、二〇〇九年に発売されたノルアドレナリン作動性・特異的セロトニン作動性抗うつ薬（NaSSA）などがある。

③**気分安定薬**　双極性障害における躁病とうつ病の波を安定化させる治療薬。抗てんかん薬（セレニカ、デパケン、バレリン等）が気分安定薬として使用される場合がある。

④**精神刺激薬**　精神刺激薬のリタリンは以前はうつ病にも適応だったが、のちに禁止され、現在では突然強い眠気を催すナルコレプシーのみの適応である。また精神刺激薬として、注意欠陥多動性障害（ADHD）の治療薬のコンサータがある。この成分であるメチルフェニデートはアンフェタミン系の物質であり、アンフェタミン系薬物の代表がメタンフェタミンである覚せい剤だ。

⑤**抗不安薬**　不安や緊張を鎮める作用がある。ベンゾ系が多い。

⑥**睡眠薬**　一昔前は、バルビツール酸系など、強い催眠作用のある薬物が主流だった。しかし、依存性、致死性が問題となり、現在は多くがベンゾ系であるが、これもまたその依存性が大きな問題となっている。ベンゾ系以外の睡眠薬の開発も進んでいる。

⑦**抗パーキンソン病薬**　向精神薬ではなくパーキンソン病の治療薬だが、抗精神病薬等の副作用である錐体外路症状を抑えるために処方されることが多い。急性症状には効果があるが、慢性症状は悪化させることがある。

凡例

一、本文中「　」の中がゴシック体の場合は、カルテや看護記録等の文言を示す。
一、カルテや看護記録等のうち、とくに重要な文言はアミ掛けで示した。
一、引用文中の〔　〕は本書著者による注釈を示す。

青年はなぜ死んだのか●目次

第一章　暴行死

事件

二〇一二年一月一日、午後四時一五分。

この日は日曜日であった。関東地方の天気は快晴。最高気温は一〇度だが、底冷えのする日だった。世間では新年のあいさつや初詣が一段落し、いつもの元日の夕刻同様、家族で新春の特別番組を楽しんでいる頃――。

千葉県千葉市にある私立精神病院、I病院に入院中だった大内陽《おおうちよう》さん（当時三三歳）が、同病院の保護室と呼ばれる鍵のかかる個室で、准看護師によって暴行を受けたのは、元日の、まさにそんな時刻のことであった。

暴行時の映像が残っている。保護室の天井には監視カメラが備え付けられており、陽さんとその場にいた四名の看護師の動きが逐一録画されていたのだ。

動画サイトにも公開されていたその映像（現在は削除されている）――部屋を真上からとらえた映像は、少々不鮮明ながら、宮崎と小林という今回の事件で容疑者となった二名の男性准看護師が、足で陽さんの頭を踏みつけ（ているように見え）る動き（宮崎）や、膝で陽さんの頸部を押さえつけ（ているように見え）る動き（小林）を確かに映し出している。音声はなく、暴行は時間にして二分に満たないあいだの出来事だった。

二人の准看護師はその後、力づくで陽さんにズボンをはかせ終えると、後ろ手にドアを閉め、保護室を出ていった。

陽さんは二日の夕方になって、下半身に動きがないことが看護師によって報告され、一月三日、つまり暴行のあった日から二日経ってようやく別の病院に搬送された。首の骨が折れ（頸椎骨折）、頸髄が損傷していた。

翌四日には一時心肺停止状態となったが、蘇生が行われ、なんとか持ちこたえたものの、その後は寝たきりとなった。頸椎骨折の治療のあとは療養型の病院に転院。そして、事件から二年四か月後の二〇一四年四月二八日、呼吸不全（両側性肺炎）で亡くなった。享年三六歳だった。

I病院は、陽さんが大けがをしたあと、宮崎、小林両准看護師に介助時の状況について聞き取り調査を実施している。二〇一五年六月二〇日付の千葉日報によると、

「担当者は『准看護師が故意に男性の頭を踏んだのか分からない。足が当たってしまった可能性もある。男性にはある程度の拘束的な処置が必要だった』と説明した」

とある。続けて千葉日報は、

「担当者は『病院内で事故が起きたことについては重く受け止めている。看護師にはあらためて患者との接し方について指導を行っていく』とする一方、『看護行為として不適切な部分があったかもしれないが、警察の捜査が進まなければ真相が分からない』とコメントした」

と伝えている。

それにしても千葉日報が二〇一二年一月に起きた事件をなぜ、二〇一五年の六月になって報じたのだろう。警察の重い腰にようやく動きが出てきたからか。千葉県警が傷害致死の容疑で宮崎、小林両准看護師を逮捕したのは、千葉日報の記事が出て一八日後の七月八日だった。

事件が起きてすでに三年半、陽さんが亡くなって一年と二か月が経過していた。

初公判

千葉地方裁判所（高橋康明裁判長）で初公判が開かれたのは、逮捕からさらに一年半経った二〇一七年二月一五日である。私は傍聴に出かけた。前から二列目の傍聴席に腰を下ろすと、スーツを着てネクタイを締めた宮崎、小林両被告（当時、それぞれ六三歳と六七歳）の姿がよく見えた。二人とも、神妙な面持ちではあったが、どこか平然とした様子でもあった。

裁判が始まり、まず高橋裁判長から起訴内容に関する認否を問われると、両被告ともに犯行を否認、無罪を主張した。

宮崎被告は「私は被害者に足で踏みつける暴力を行ったことはない」とはっきりした口調で答え、小林被告も「共謀については意思の疎通もなく否認する。暴行の事実はなく正当な看護業務だった」と主張し、両者ともに全面的に争う姿勢を見せたのだ。

ここで、小林被告が「共謀」と言っているのは、小林被告が陽さんを押さえつけ、動けなくしたところを宮崎被告が暴行したという共同正犯（二人以上が共同で犯罪を実行すること）が裁判で問われているからである。

検察側は、陽さんの死亡が事件が起きてから亡くなるまで二年四か月と時間が経過しており、死亡と傷害との因果関係が問われていることに対してこう述べている。

「被害者は首の骨を折られたため寝たきりとなり、誤嚥を起こしやすく、体力も低下し、肺炎により死亡した。因果関係は認められる」

一方、宮崎被告の弁護人はこう述べた。

「精神科の看護の実情を理解してほしい。あれは、閉鎖病棟で暴れる患者を必死に押さえた普通の医療行為で、罪に問われない」

さらに、小林被告の弁護人は「暴れだした患者を放っておくと、看護師も患者もけがをする。押さえ込むことは普通のこと。小林被告に大内さんに対する特別な感情はなく、暴れる大内さんを押さえ込むので精いっぱいだった」と主張した。

一方、検察側は監視カメラの映像を分析することで二人の犯行を証明しようとした。裁判長、裁判員の前にあるモニターに映し出された映像は、傍聴席には映し出されなかったが、私は裁判が始まる前、大内さん宅に取材に行った際に見せてもらっており、さらにネット上に公開されている映像である。（ここ http://xn--t8j0a6ivb6637aedfmxi.com/1644.html では今でも見ることができる）でも何度も確認した映像である。しかし、この日、あの真上から撮られた映像を、検察側の説明を聞きながら、裁判長や裁判員がどこまで正しく把握できるか、心もとない気持ちになったのは否めない。

ちなみに、この日の検察側の冒頭陳述によると、両被告はI病院に勤務する前は千葉刑務所で准看護師の資格を持つ刑務官として医師の診察補助をしていたという事実が伝えられた。

証拠映像

四方を壁に囲まれ、向かい合わせに鉄格子付きの窓と扉が穿たれた約三メートル×二メートルの保護室である。真上から撮られた映像では、左側が窓で右側が扉という位置関係になっている。低い壁で仕切られた便器が扉側の隅にある。

無音の映像は陽さんが扉を背にして、床に投げ出された掛布団の上に座っている姿から始まっている。

数秒後、扉が開くと、小林、宮崎両被告が部屋に入ってきて、二人がかりでいきなり背後から陽さんを仰向けに引き倒した。陽さんの頭は映像では右側にあり、小林被告は陽さんの右手側（映像では上の位置）、宮崎被告は左手側（映像では下の位置）におり、小林被告がまず陽さんのズボンを膝下まで下ろす。陽さんは立ち膝の姿で、下半身オムツ姿をさらしたまま、天井を見る姿勢となった。ジストニア（中枢神経の障害により筋収縮が起き、さまざまな不随意運動や姿勢の異常が生じる状態のこと）という向精神薬の副作用による後遺症のため、陽さんの首は顎が鎖骨につきそうなほど曲がり、仰向けになっても頭は床から浮いているのが見てとれる。陽さんは両腕を体の前で曲げ、拳を握りしめている。その間、他の職員二名も入室してきた。

まず小林被告が陽さんの胸に白い布を置き、職員が持ってきた食事（流動食）を宮崎被告が陽さんの口に運んでいく。もう一度書くが、陽さんはズボンを膝まで降ろされ、オムツ姿のままである。食事を与えられている陽さんを、他の職員も上から見下ろしている。宮崎被告が「給餌」をする食事時間は、わずか一分半ほど。

流動食の食事が終わると、そそくさと小林被告によってオムツが外され（陰部は丸出しになる）、体を横向きにされてお尻を拭かれ、新しいオムツがあてがわれる。そしてズボンをはかせようとしたところで事件は起きた。

ここまで陽さんは「暴れて」いない。それどころか、二人にされるがままである。

映像をよく見てみると、事の発端は、ズボンをはかせる際、小林被告が陽さんの下腹部をきつく膝で押さえつけ、それを嫌がった陽さんが、右手で小林被告の膝を払ったことである。小林被告は陽さんの右手を捕まえて、それを陽さんの腹の上にぎゅうっと押しつけ、なおも膝で下腹部を固定して無理やり右足のズボンをはかせようとしている。動きのとれなくなった陽さんは今度は左足をばたつかせた。それが宮崎被告に当たったのである。

宮崎被告は突然立ち上がった。その姿は、この映像に音声が入っていなくとも、彼が何事か叫んでいるのではないかと思わせるほどの迫力がある。宮崎被告は陽さんの頭のほうに回り込むと、左足で一回、右足で一回、さらに左足で一回、歩く足の動きの中で、陽さんの顔、頭部を踏みつけ、蹴っている（ように見える）。その間、小林被告は右手で陽さんの左足をつかみ、上から覆いかぶさるようにして動きを封じている（ように見える）のだ。

宮崎被告の足が陽さんの頭に当たっているのは、映像の中で陽さんの髪が一瞬乱れることからもわかる、と検察側は主張した。映像では確かに、黒いもの（髪の毛）が勢いよく動く瞬間がとらえられている。陽さんは左手で蹴られた頭のあたりを押さえ、宮崎被告は左、右、左と、三度陽さんを蹴ったあと、左回りに陽さんの周囲を回り、元の位置に戻った。

さらに宮崎被告はその後、強引にズボンをはかせようと、陽さんの右足を左腕で抱えつつ、自身の右足で陽さんの左足を踏みつけ、小林被告は首などに体重をかけて膝で押さえつけ続けた。

その後、一人の職員が加わり三人がかりでようやくズボンをはかせ終えると、ここで宮崎被告はいったん退室した。再び戻ってきた宮崎被告の手にはタオルが握られていた。宮崎被告はそれで陽さんの顔のあたりをゴシゴシとこすったのだ。それは出血した血を拭きとるための行為ではなかったか。宮崎被告がそうしているあいだ、小林被告は便器が設置された低い仕切り壁の上にのせられていたマットレスを部屋の隅に敷き、掛布団を放った。しかし、陽さんをそこに寝かせるでもなく、陽さんは床の上に放置されたまま。さらに小林被告は、出口付近に落ちていた枕を拾い上げると、後ろも見ずに放り投げ、そのまま保護室を出ていったのである。

論告求刑

論告求刑は二〇一七年三月二日に行われた。検察側は、当時のカメラ映像の静止画を示しながら、宮崎被告が陽さんの顔を踏みつけた場面や、小林被告が陽さんの首に左膝をのせて体重をかけた場面をこの日も指摘し、「宮崎被告が左足で顔を踏みつけた。その衝撃で大内さんの髪の毛が乱れた」「小林被告は前のめりとなり、左膝に体重をかけていることが明らか」などと述べた。

共謀について「小林被告は宮崎被告の顔を見上げている。お互いの状況をはっきりと確認しており、二人の暴行には連動性が認められる」とし、最終的に検察は「患者の人間性を踏みにじった被告らは反省もせず、被害者の人間性を無視し、虚偽の弁解を弄して犯行を否定した」として、両被告にそれぞれ懲役八年を求刑したのである。

一方、宮崎被告の弁護人も静止画を示しながら「映像は天井からの撮影で一秒間に四コマ、細かい動きがはっきりせず、画質も悪い」とした上で、「蹴ったのではなくまたいだだけで、その際に当たっただけ」と主張。さらに検察側の指摘する「髪の毛の乱れ」については、「この映像からでは、大内さんの髪の毛なのか影なのかはっきりしない」とし、さらにこう続けた。「大内さんの首はジストニアのため骨折や脱臼しやすい特殊な状態。小林被告に押さえつけられた時、体を左右に振っており、そこで首に無理な力がかかった可能性がある」。

つまり、骨折は宮崎被告が蹴ったときではなく、小林被告が押さえつけたときに起こったものかもしれない、という主張である。

一方、小林被告の弁護人は「映像に小林被告の左膝が大内さんの体と重なって見える部分もあるが、上からの映像では実際に触れているかどうかわからない。看護師として、暴れる大内さんを押さえつけただけ」と訴えた。

そして、両被告の弁護人は「一連の行為は看護行為で、問題はなかった」として、あらためて無罪を主張し結審したのである。

判決

判決が言い渡されたのは二〇一七年三月一四日だった。

この日も、私は千葉地方裁判所におもむいた。そこで私はある女性の「演説」を聞くことになった。いや、じつはその演説を聞くのは二度目だった。

初公判の日にもこの女性の姿は傍聴を希望する人たちの並ぶ列の中にあった。どうやら彼女はI病院の現役看護師らしい。彼女は誰に言うともなく、大きな声でこうぶち上げはじめた。

「私たちが日ごろからいかに危険なところで仕事をしているか、考えてほしい。身の危険を感じることもしょっちゅうある。そうした中で、看護師が自分の身を守るために行う行為は決して暴行などではない。とくに、あの二人は女性の看護師をいつも助けてくれた。私も危ない目にあいそうになって、何度も助けてもらったことがある」

もしかしたら、と私は思った。世間はこの論調に賛同するのではないだろうか。精神病院という特殊な場での看護では、ああした行為もこの論理によって正当化されてしまうのではないだろうか。あの映像を見ながら、ふと裁判長や裁判員の胸のうちに、こんな思いはよぎらなかっただろうか。だって精神障害者なんでしょ。意志の疎通もままならない。押さえつけるしかないじゃないか……。

当初は、保護室の映像という〝強力な〟証拠があるため、求刑通りとはいかないまでも、相応の判断がなされるものと思っていたが、いざ裁判が始まってみると、私の中にもう一つの危惧が芽生えた。それは、高橋裁判長のこの裁判に臨む姿勢である。

これまでも見てきた通り、裁判は映像に映し出されている陽さん、宮崎、小林両被告の動きを、裁判員に説明することに力が注がれていた。映像には音がなく、真上から撮られたものでしかも粗い画質のため、裁判でのやり取りはその映像が「どう見えるか」ということに終始した。

宮崎被告の弁護人は、被告の足蹴りを、陽さんをまたいだ際に足が〝たまたま〟当たってしまったたけと大げさなジェスチャーを交えながらたくみに裁判員に訴えた。それはじつに真に迫った演技であり、説得力があった。

それに対して検察側は、映像をコマ送り再生しながら、それぞれ複数の人間の動作を逐一分析するという戦法をとった。しかし、それは私たち傍聴席には映像が見えないこともあって、少々退屈な時間だった。が、裁判長には映像が見えていた。にもかかわらず、高橋裁判長は検察側の説明の途中、

「これ（映像の説明）、何か意味があるんですか」

と、頬杖を突きながら検察側の説明を遮ったのだ。それは裁判員の気持ちの代弁だったのか、裁判の進行を考えた上での発言だったのかもしれないが、熱弁をふるっていた検察官もさすがに口ごもった。

ともかく判決は裁判長のこの一言を正しく反映したものとなった。

小林被告は無罪。宮崎被告に関しては暴行罪で、罰金三〇万円という結果である。

千葉日報は判決について次のように伝えた。


判決で高橋康明裁判長は、宮崎被告の行為について「ほぼ真上から撮影されているため、宮

崎被告の上げた左右の足が具体的にどの高さに位置するかは、映像上明らかでない。宮崎被告の足が大内さんの頭に当たっていることが明らかな画像は残っていない」と、数回踏みつけたとされる暴行を否定。大内さんの上半身を押さえつけていた男性〔小林准看護師のこと〕については「上から覆いかぶさるような体勢の男性のひざがどの位置にあるか、ひざに体重をかけているかも明らかでない」と、いずれも検察側が指摘する暴行行為を退けた。

一方で、宮崎被告が暴行したと結論づけた理由については「映像上、左足で大内さんの頭を1回蹴ったと考えるのが合理的」などと判示した。

死因につながった頸椎骨折と男性による抑制行為との因果関係については「仮に、結果として大内さんの首付近に力を加えるようなことになったとしても、男性による抑制行為は看護行為として必要な限度を超えず、看護目的での抑制行為」と認めた。

量刑理由で高橋裁判長は「宮崎被告は、看護行為の中で抵抗する大内さんの足が当たったことに腹を立て犯行に及んだ。本来患者を守るべき准看護師による衝動的暴行は強い非難に値する」と指弾した。

宮崎被告の弁護側は「判決の結果が複雑で精査が必要なのでコメントは控えたい」、男性の弁護側は「取材には応じられない」とした。

（二〇一七年三月一五日付千葉日報）

不可解な判決

この判決は、宮崎被告の弁護側も「判決の結果が複雑」と語っているように解釈がむずかしい。

整理してみると、まず、「宮崎被告は一回だけ頭（顔）を蹴っているから暴行である」として暴行罪を適用し、三〇万円の罰金を科している。

小林被告に関しては、「映像が不鮮明であり、暴行と言えるかわからない。映像を見るかぎり、正当な医療行為である」として無罪。つまり、検察側が主張していた共同正犯は不成立となった。

さらに、判決では「頸椎骨折はオムツ替えのときに起きた」ことは認めている。

しかし、宮崎被告の暴行で骨が折れたのか、小林被告の「医療行為」で骨が折れたのかはわからない。これは被告弁護側の主張通りである。となると、宮崎被告の暴行が原因で首の骨が折れ被害者の死につながったのか、小林被告の「医療行為」が原因で首の骨が折れて死につながったのかわからないことになり、宮崎被告の「傷害致死罪」は不成立となる。したがって、宮崎被告は「傷害罪」ではなく「暴行罪」となる。刑法第二〇四条の「傷害罪」とは、暴行によりけがを負った場合に適用され、刑法第二〇八条の「暴行罪」とは、暴行によりけがを負っていない場合に適用されるのだ。

千葉県流山市議の阿部治正《あべはるまさ》氏は事件発生当初から陽さんの父親や姉に相談を受け、警察の事情聴取にも同席したりと深い関わりを持ってきた。阿部氏はこの判決について次のように語っている。

「裁判長が読み上げた判決理由はまったくひどいもので、とうてい納得できるものではありません。罰金三〇万円の判決を受けた被告は、患者に腹を立てて頭を足で蹴ったには違いないが、それが頸椎骨折をもたらしたとは断定できないとされました。では、陽さんの頸椎はなぜ折れたのか。裁判長は、そこでもう一人の被告の行動を取り上げ、彼が膝で患者の首を押さえつけたことが頸椎骨折、頸髄損傷をもたらした可能性について言及しました。このことで、宮崎被告の足蹴りは頸椎骨折の原因としては遠ざけられた。ところが、です。残ったもう一人の被告の、膝に体重をかけてジストニアの首を押さえつける行為については、裁判長は『ビデオが鮮明でわからない』と言い、膝で首を押さえつけたとしても『看護目的としての抑制行為で社会的相当性がある』と言ってのけたのです。

では、いったい、なぜ青年は死んだのか。彼を死に至らしめた頸椎骨折、頸髄損傷が、この一月一日のI病院の保護室内以外で起きたのでないことは、裁判長も認めています。にもかかわらず、病院も被告も、青年の死に対する責任を問われることがない。こんな不条理が許されてよいはずがありません」

さらに不可解なのは、宮崎被告に言い渡された「暴行罪」という判決だ。じつはこの暴行罪については、判決の時点ですでに「公訴時効」が成立しているのである。

I病院事件が発生したのは二〇一二年一月一日。そして宮崎被告が逮捕されたのは二〇一五年七月八日。暴行罪の公訴時効は三年であるから、すでに公訴時効が成立している。したがって、本来なら免訴で無罪判決でなければならなかった。

違法判決ということを法律の専門家であるはずの裁判長が知らないまま言い渡したというのだろうか。にわかには信じがたいことである。

ともかく、この裁判では判決のめちゃくちゃさに加えて、他にも「不審」な点が見え隠れしているのだ。たとえば、公判前《ぜん》整理手続きという、刑事裁判を迅速に進めるため公判の前に争点を絞り込む作業を行うのが刑事裁判の慣例であるが、その際に裁判所が決定した内容に多少の違和感を覚えるのだ。

公判前整理手続きでは、裁判官、検察官、被告弁護人等が集まり、裁判で争う内容の整理や、検察官、被告弁護人が互いの証拠について、それを証拠として認めるか認めないか(同意、不同意)の意志表示をし、最終的に裁判所が採用する証拠を決定する。

たとえば、今回の裁判でも、検察側が「ある証拠」を申請したのだが、それは当然被告人にとって不利な内容なので、被告弁護人はその証拠を採用することに「不同意」を主張した。それは当然の流れとしても、裁判所までもが、被告弁護人の意見に同調して、検察側の証拠請求を却下したのだ。検察としては必要不可欠な証拠であるから、異議を申し立て食い下がった。結局、この件で裁判所と検察がもめ、公判開始が遅れることになった。しかし、結果的に裁判所の判断は「不採用」。

検察側が申請した「ある証拠」というのは、看護の専門家から見た宮崎、小林両准看護師の、事件当時の行動についての意見書である。もし、意見書を証拠として採用しないとしても、意見書を書いた人を裁判所に呼び、証言してもらうこともできたのだが、裁判所の判断は、この件に関しても証拠として必要がないということで一貫していた。

しかし、裁判官をはじめ裁判員も、検察官も弁護人も、精神科の看護については素人のはずである。さらに、法廷では当然のことながら宮崎、小林両者共に自分たちの行った行為を正当な業務行為（看護行為）であると主張するだろう。したがって、専門家である第三者の意見は、この二被告が行った行為が本当に正当な業務行為であるか否かを判断するためにはぜひとも必要な「証拠」であると思われた。

一方、被告弁護人が申請した証拠は裁判所は認めているのである。それは被告側証人、I病院の看護師たちで、被告人らの同僚である。そういう立場の証人が法廷でどのような証言を行うか。当然被告らを庇う証言をするだろうことは容易に想像がつく。

結果として、裁判は、専門家の意見である明確な看護基準がないまま、被告らにとって有利な証言のみ鵜呑みにされてしまったかたちだ。

刑事裁判における被害者参加制度で被害者側から委託を受けたすみれ総合法律事務所の久保《くぼ》隼哉《しゅんや》弁護士も、この一審判決については「不当と考えている」と言う。

「事実認定には納得がいかない部分が多くあります。一審でさらに証言を聞くべき人がいましたが、それもしないまま判決に至ってしまいました。また、判決で言われているように、動画が不鮮明ということなら、裁判所は、『提示命令』といって、必要があると認めるときには事前に証拠の内容を確認して、どういう証拠を採用すべきか決めることができるのですが、それも行われないまま、動画の評価は裁判所に委ねられました。動画評価のために何が必要なのかを十分に吟味しないまま審理をした結果があのような判決でしたので、事実認定に不満があるのとあわせて、審理不尽、きちんと審理が尽くされていない、調べるべきものを調べていなかったとも思っています」（このコメントは控訴審判決の言い渡し前のものである。）

久保弁護士が主張するこうした裁判の成り行きだけでなく、そもそもこの事件が起きた当初から警察の動きも鈍かったのである。陽さんの姉は「証拠の映像があるのに、なぜ警察はすぐに動いてくれないのか」と当時不信感を募らせていた。姉だけでなく父親も定期的に県警に捜査の進展を尋ねたが、「担当者が代わった」「進展はない」とそっけない返事が返ってくるだけだった。

この事件の民事裁判で原告側の弁護人を務める池原毅和《いけはらよしかず》氏は、東京新聞の取材に対して、次のように述べている。（遺族は事件後、I病院を相手取り損害賠償を求める民事訴訟を千葉地裁に起こしている。しかし、民事裁判のほうは刑事裁判の結果を待つかたちで中断されている。）

「一般に警察は患者が病院職員から殴られたと主張しても信用せず、打撲の傷があっても、患者が自分でやったのではと見がちだ。医療者側は悪いことをしないという前提で、患者側の言うことを信じない」（二〇一七年五月三〇日付東京新聞）

陽さんの姉は、逮捕、起訴までの警察の動きの鈍さや裁判の結果を受けて、次のように話した。

「もし被害者が精神障害者ではなく、一般の人だったら警察の動きももっと迅速だったでしょうし、裁判の結果も違ったものになっていたのではないでしょうか。精神病院での事件ということで、どちらにも差別にも似た先入観があったのではないかと勘繰りたくなります」

このI病院事件を最初に伝えた、元読売新聞記者の佐藤光展《さとうみつのぶ》氏が二〇一三年に出した著書『精神医療ダークサイド』（講談社現代新書）には次のような場面が描かれている。

統合失調症と診断され、抗精神病薬の多剤大量処方を受け、その副作用によって、心肺停止となり死亡した男性の両親が起こした民事裁判。東京地裁の一審判決で、裁判長は医師の過失を認めなかった。両親は控訴した。その東京高裁の担当裁判長の口から洩れた言葉は、精神医療裁判の本質をよく表していると言わざるをえないものだった。（以下、同書から引用）

＊＊＊

春に行われた第1回口頭弁論の5日前、裁判長から父母の弁護士に事前の相談電話があった。今後の訴訟の進め方について意見を交わすうちに、裁判長が突然言った。

「もともと救済の必要性に疑問がある」

アキラさん〔亡くなった男性〕の死が裁判による救済に値しない出来事だというのだ。ちゃぶ台をひっくり返すような発言に弁護士は驚き、反論した。「入院しなければこんなことにはならなかった」。すると裁判長は胸の内を露骨に明かした。

「だって統合失調症なんでしょ。もっとひどいのでも棄却されている。精神科はこんなのがよくある」

（同書二〇三〜二〇四頁）

陽さんの裁判は一審判決後、検察、宮崎被告共に控訴し、東京高等裁判所で審理が行われ、二〇一八年一一月二一日に判決が出た。結果は何とも理不尽なもので、小林被告への一審「無罪」の判決に対する検察側控訴を棄却（つまり無罪のまま）。宮崎被告の「暴行罪」という判決は、高裁においても、暴行の事実を認めながらも頸椎骨折の原因が特定できないため「傷害罪」とはならず、あくまでも「暴行罪」。したがって、一審を破棄して公訴時効成立で「免訴」となった。免訴とは、無罪、有罪の判断をせず、裁判を打ち切ることを意味する。

確かに病院の保護室で首の骨が折れる暴行事件は起きた。それは裁判所も認めているのである。にもかかわらず、誰も責任を問われない。検察は上告を断念したが、宮崎被告は免訴の判決を不服として最高裁に上告した。裁判は今も迷走しながら継続しているが、そこにはもはや「陽さんの死」の真相を追求しようとする気配はない。としたら、陽さんの死はどう説明されるべきなのか。

事件当日のカルテ

カルテに手がかりはないだろうか。遺族がカルテ開示をしたものが私の手元にあるので、事件当日、二〇一二年一月一日のカルテと看護記録の重要と思われる部分を見ていくことにする。なおI病院のカルテ、看護記録は、ともに担当者の手書きである。

一月一日（日）。

10：10　布団に腰掛けうなだれている。衝動行為の恐れあり、隔離継続。【××】

事件当日のカルテにはこれしか記されていない。××というのは医師名である。「衝動行為の恐れあり」という文言は、保護室への隔離継続を行う理由であるが、この文言はこの日に限らず、隔離が続くあいだカルテにはほぼ決まって記されている。××医師の書くカルテはあまりに素っ気ない。世間では元日を祝っているのに、どうして自分はこうして働いているのかと腹を立てているかのようでもある。

次にこの元日の「看護記録」を見てみよう。暴行後の宮崎准看護師の記述を引用する。

16：00　ペンパム〔流動食〕2本、水150㎖、夕薬スムーズに飲むが、オムツ交換時、急に暴れだし、男子Ns〔ナース〕の顔面を蹴る。抵抗著しく暴れ、床に左顔面がこすれて?発赤あり、出血なし。

「抵抗著しく暴れ、床に左顔面がこすれて?発赤あり、出血なし」

「?」は、床にこすれてできた傷かどうかわからないがという意味で付いているのだろうが、これは明らかに、宮崎准看護師が蹴った事実を隠蔽するために考え出した作文だ。顔面の傷は隠しようもなく、宮崎准看護師としてはそれを説明する必要があった。それには、患者本人のせいでできた傷という主張がもっとも説得力がある。しかも、この記述では、単にオムツを交換しているだけで陽さんが「急に暴れだし」たとしているが、映像を見れば、そうでないことはよくわかる。その後の看護記録は以下の通りである。

19：00　エビバーガー食べたいという。【▽〔他の看護師の名〕】
20：00　オムツ外し、再装着する。独語多い。【▽】

この時点で陽さんの首に起こっていることに、誰も気づいていない。

翌日の一月二日のカルテを見てみよう。この日のカルテには「I」とのサインがある。これはIS医師のことで、I病院の現在の理事長IJ氏の息子である（事件当時の理事長はIH氏で、IJ氏の兄）。

当日ＩＳ医師は、非常勤として診察に当たっていた。その医師が午前一〇時一〇分に陽さんを診察し、「著変なし」と記している。

患者にとくに変わった点はない、ということだが、ＩＳ医師は患者の何を見てそうカルテに記したのだろうか。いや、診察などその程度のものだったということだろうか。それとも診察などしていないということだろうか。ちなみに、元Ｉ病院の看護師だった人（仮にXさんとする）は、こう証言している。

「ＩＳ先生がそうだったとは言いませんが」と前置きして、

「隔離を行う場合、医師は一日に一回の診察をしなければなりませんが、この日はお正月で、病院は休診になっていました。そういう状況では、看護師の話だけ聞いて、診察したことにする医者はたくさんいましたね」

精神保健福祉法（第19条の4の2、規則第4条の2第5号、昭和63年厚生省告示第１３０号）には、隔離についてこう明記されている。「隔離が漫然と行われることがないように、医師は原則として少なくとも毎日1回診察を行い、必ず所見を署名のうえ診療録に記載する」。

その後一月二日のカルテには、夕方になって、同じ「Ｉ」のサインで、

両下肢を動かさないとの報告あり。麻痺というよりは脱力、上肢は問題なし。オーダー入らな

いためこれ以上の評価は困難。症状続くようなら精査を。緊急性はない。

さらに、同日の看護記録には、ペンパムという流動食を摂ったとか、水分をどれだけ飲んだとかの記述が続く中、「Hrなし」(尿が出ていないということ)の記述が一三時と一六時にあり、その後、「20：30 オムツ内kot(便)あり、下肢に力が入らない？ 質問には全く答えられない」と記されている。

翌一月三日の看護記録。

5：30 体動、まったくない。
7：00 Hrなし、Kot付着。体動なし。ペンパム2本摂取、水150摂取。
9：00 終日隔離施錠。仰臥したまま動かず。問いに反応あるも意味不明。オムツ内Hrなし、Kot付着。
当直Dr▽▽診察あり。

その▽▽医師のカルテ記述には元日からこの日までの経過が記されている。

つまり、一月一日には、「患者による暴力行為があったこと。その夜は歩いていた」(ちなみに、骨折後に陽さんが立ち上がっていることについては、裁判所に独協医科大学の飯田《いいだ》尚裕《たかひろ》准教授〈整形外科医で、専門は脊椎外科〉の意見書が提出されている。その中で飯田准教授は、脊椎外傷で神経症状が遅れて出現することは珍しくないこと等、証言している)。

しかし、「二日の朝から両下肢が動かず、歩行不能になっていた」(この記述は事実と異なる。「二日の朝から両下肢が動かず」とあるが、ＩＳ医師は午前一〇時一〇分に診察をし、カルテに「著変なし」と記しているのである)。三日には「排尿がなく、応答も不良。体位を変えようとすると痛がる(場所は不明)」との記載があり、「排尿障害(閉尿?)」という文字も見える。

そして、「脊髄障害の可能性否定できない」ので他病院を受診したほうがいいとして、T総合医療センターの名が挙がっている。

陽さんは閉尿状態のため、三日の午前一一時に導尿が行われた。そして、お昼過ぎ、救急車でT総合医療センターに向かった。

再び看護記録より。

18：00　父親より連絡が入る。首の骨が折れていて神経が切れている、今後は寝たきりか、車椅子生活になると言われる。現在ICUで様子を見ている状態でT総合医療センターに入院となったとのこと。明日、Fa〔父親〕が来院するとのこと。

病院側の認識

ここにこの事件に関する「病院管理会議」の議事録がある。これを読むと、当時病院側がこの事件をどのようにとらえていたのかがよくわかる。

まず、事件のあった二〇一二年一月の「病院管理会議」の議事録を紹介する。開かれたのは一月一八日。出席者は△△医師、看護部長、各病棟の看護師長、薬局長、栄養課主任、ＰＳＷ、リネン主任、顧問、事務長である。

事件については看護部長より以下のような報告がなされた。

《三階閉鎖病棟で起こった事故報告》

「2012年1月3日に三階閉鎖病棟で起きた入院患者の不慮の事故（頸椎骨折）について報告があった。患者さんは現在、Ｔ総合医療センターへ入院中であり、手術もできない状態で経過観察中とのこと。患者家族による警察への捜査依頼から、千葉中央警察から当院へ事故の照会があり、院長および看護部長が対応し、経緯説明、記録動画を提出した。現在も引き続き対応中である」

こうした看護部長の説明に対して、△△医師は、骨折の原因が、オムツ交換の際、患者が暴れたことで看護師が足で頭部を押さえたことかどうかがポイントであるとの意見を述べている。患者が暴れたというのは、もちろん宮崎准看護師の報告によるものだ。

さらに事件のあった三階病棟看護師長からは、

「患者から殴る、蹴るという、職員に対する暴力行為を受けることもあるので、昼間は4、5人で対応している」との発言があり、さらに看護部長からは、

「今回の患者は病歴から対応が難しい人であった。看護師の身を守るためにも今後は看護記録に暴力行為等の要点を記載しておく方が望ましい。なお、職員が受けた暴力行為はIncident Report〔事故報告〕を提出するようにしたい」との発言があった。

そして、三階病棟看護師長は、情報漏洩がないよう、この場で緘口令を敷いている。

それにしても、「患者から殴る蹴るの暴力行為」「看護師の身を守る」という表現は、あまりに一方的である。患者は「加害者」であり、職員はあくまでも「被害者」であるということなのだろう。

翌月、二月一五日に開かれた病院管理会議では、看護部長から「事後報告」がなされた。

「前回報告以降、千葉中央警察から外来カルテ、入院カルテの提出を求められたが、事故経過については特に進展はない。患者さんの状況についても新規情報は入手していない」

これだけである。さらに三月の病院管理会議では、同じく看護部長から、

「患者さんの状態は徐々に良くなってきており、状態が落ち着いたら、病院側から転院をしてほしいと言われている。警察の捜査状況については特に進展はない」との報告があるのみだ。

これにて一件落着と言わんばかりに、以降、陽さんの件に関して議事録に記されることはなかった。

病院側としてはあくまでも「患者が暴れたため」という立場を貫き、己の看護体制への反省は皆無。最初から精神障害者は暴力的であるという決めつけのもと、それを防ぐにはどうすればいいかの議論に終始している。つまりこれは、I病院の看護の姿をそのまま反映している議事録と言える。しかも、この間も宮崎、小林両准看護師は従来通りの勤務を続けているのだ。

じつは、陽さんの母親と姉は事の成り行きに不信感を抱き、陽さんが救急搬送された翌日の一月四日、I病院を訪ね、院長を問いただしている。そのときの院長の説明は「自傷行為が原因」で、あのような事態になったというものだったが、院長と一緒に確認した監視カメラの映像には陽さんの「自傷行為」の場面はなく、それどころか例の准看護師が陽さんの顔面を踏みつける様子が映っているのを姉が発見した。その場で姉は指摘したが、院長は何も答えなかったと言う。

姉は、その翌日T総合医療センターに入院となった陽さんに面会したときの様子を、刑事裁判で認められている被害者等の意見陳述（心情に関する意見陳述）の中で、次のように述べた。

「弟は私の姿を見た途端、涙を流しました。『病院の職員にやられたの？』と私が聞くと、弟は口をワナワナと震わせ、涙を流しました。一所懸命に口を動かし何かを伝えたい様子でしたが、心肺停止になったとき、気管切開をしてあるので声を出せません。弟は何かを伝えたかったに違いありません。『必ず姉ちゃんが犯人を逮捕してもらうように警察にお願いするから、待っていてね』と弟の耳元で誓いました。弟はそっと目を閉じました」

I病院・元看護師の話

事件当時病院に勤務し、現在はすでにI病院を退職し、別の精神病院の看護師をしている人に話を聞くことができた。前出のXさんである。

驚いたのは、取材が始まってすぐ、Xさんがこう言ったことだ。

「私は、あの暴行事件は確かにあったことだと思います」

しかしそのあとすぐに、「ただ……」と付け足し、

「ただ、そんなことを病院内で言うことはできませんでした。I病院の看護師のあいだでは、あの事件はまったく別の様相で語られています。だから私も在職当時はその意見に同調するような態度をとってきたし、退職した今も、病院の悪い情報を流したという事態は避けたい気持ちです」

Xさんの気持ちは理解できたので匿名ということになったわけだが、では、Xさんの言う「別の様相」とはどのようなことなのだろうか。

「I病院の看護師のあいだでは、あれは『事故』です。それだけでなく、『病院としては陽さんの家族からの要請を受けて、無理をして陽さんを受け入れた』、にもかかわらず、『暴力があったのに、身体拘束も家族が反対したために実施できず、職員が危険にさらされた』と、そんなふうに受け止められていました。それは今も変わりないんじゃないでしょうか」

病院側、看護師のあいだでは、あくまでも悪いのは患者、家族側という見方であり、それは「病

院管理会議」の議事録の姿勢そのままだ。

Xさんはこう続けた。

「当時のI病院の看護は、とても平成の看護とは呼べないようなものでした。言ってみれば、昭和の看護。男性看護師を『看護人』と呼ぶような、古くさい看護体制でした」

「平成の看護」とは、Xさんによれば、患者とコミュニケーションをとり、信頼関係を築きながら行う看護のこと。一方「昭和の看護」とは、患者に問題を起こさせないように威圧していくやり方で、男性看護師を多数配置していくのが代表例だという。

「その時代は男性看護師はいざというときの用心棒的な存在でした。患者さんが暴力的になったとき収める役を担います。そのためには患者さんを言葉で威圧したり、それこそ暴力を使ったりします。そういう男性看護師のことを患者さんは『看護人さん』と呼んで怖れていた時代がありました。陽さんの事件が起きた当時のI病院は、まだそういう『昭和の看護』が当然のように行われていたんです」

当時はまだ……と表現するXさんによると、二〇一六年頃のことだが、I病院では看護部長の交代があり、以降、看護体制の変革に乗り出したという。陽さんの事件の報道後数か月経った頃、前看護部長が異動となり、しばらく看護部長不在のときを経て、現在の看護部長が就任した。現看護部長は、事件を直接語ることはないが、口癖のように「旧態依然とした風潮を変えなくては病院は生き残れない」と職員にはっぱをかけ、実際功績もあげているらしい。事実、それを認められて二〇一七年から、看護師では初だが、副院長も兼任しているそうである。

どうやら今、I病院は生まれ変わろうとしているようなのだが……。


ところで、宮崎、小林両准看護師のことを、当時Xさんはどう見ていたのだろう。

その質問にXさんは少し皮肉を込めて、「二人ともとても働き者でした」と答えた。

「あの二人には妙な正義感があるんです。患者さんが暴れるような危険な場面は二人だけで対応して、他の職員を危険な目にあわせてはいけないという雰囲気がありました。事件のときも職員は四名いて、本来なら四名で対応するのが正しい選択だったのですが、あの通り二人で対応してしまった。汚れ役をかぶるというか、その点で職員からの信頼はかなりあったと思います」

なるほど、裁判所の廊下で女性看護師が演説していた通りのことを宮崎、小林両准看護師は行っていたというわけだ。Xさんはさらに続けて、

「宮崎さんも小林さんも、粗暴な患者さんにはそれなりに厳しい態度で接していましたが、反面、素直な患者さんにはすごく優しく接しており、そのような患者さんからの信頼もありました。そういう患者さんの一部には、今回の事件や裁判の報道を嘘だと思っている患者さんもいるくらいです。ただ私の意見では、先ほども言ったように厳しい態度で接する場面もあったので、彼らが陽さんの顔を蹴飛ばしたり、体重をのせて抑制したり、そういうことをしていてもおかしくないと思います」

すでに書いたように、小林准看護師が膝に体重をかけて抑制したことで苦し紛れに陽さんが足を

ばたつかせ、それが宮崎准看護師に当たってしまった。そのことに腹を立てた宮崎准看護師が陽さんに暴行を加えたというのは、彼らを知るXさんには、「おおいにありそうなこと」なのだ。

「だから、正直に言いますが、私はI病院としてはあの裁判に負けて、正式に被害者の家族はもちろん、社会にもきちんと謝罪すべきだと思います。そういう過程を経て、I病院が今後正しい方向へ生まれ変わればいい、と元の職場ですが、そういうふうに願っています」

精神科の患者は暴力的なのか

ところで、Xさんの話は「陽さんは暴力的だった」という前提のもとに語られているが、それは本当のことなのだろうか。また、「暴力的」とは、実際どのようなことを指すのだろう。一般的にそうだと思われている「精神科の患者は暴力的」という言葉は、果たして「正しい」のだろうか。

陽さんがI病院に入院することになったきっかけは、Xさんも言っているように「家族の要請を受けて」のことだった。陽さんが自宅療養を続けていた二〇一一年九月一五日。I病院の医師の書いたカルテによれば、陽さんは警察官数名と保健所職員一名、それから母親と姉夫婦に付き添われてI病院を来院している。

精神運動興奮激しく、数名に抑えつけられている。車の中で衝動的な暴力行為あり。警察官負傷。呼びかけに返答なく緘黙《かんもく》状態。全身の緊張が強く、疎通不良。このところ情緒不安定で、2日前に父に暴力あり、顔面骨折にて父はT総合医療センターに入院中。母の同意により医療保護入院とする。

末尾には精神保健指定医としての医師のサインがある。

ここに書かれている「2日前に父に暴力あり」というのは、こういうことだ。長らく風呂に入っていなかった陽さんに父親が風呂に入るよう言ったところ、興奮して父親の顔面を殴った（拳が当たった）。このとき、陽さんが「はっきり意図して父親を殴ろうとして殴った」のか、あるいは「興奮して振り上げた手がたまたま父親の顔面に当たった」のか。

姉にこのときのことを確認すると、父親が風呂に誘導している最中、陽さんが嫌がり、それでも無理やり風呂に入れようとしたため陽さんが抵抗した。もちろん暴れまくったわけではなく、父親に抵抗しようとして偶発的に握り拳が頬に当たった。が、その直後、陽さん自身びっくりして、うずくまる父親の肩を叩いて「大丈夫？」と、言葉にはできなかったが心配する素振りを見せていたと言う。

いずれにしても、誰かが負傷する行為があれば、医療者はそれを「暴力行為」とみなす。

右記の「衝動的な暴力行為あり。警察官負傷」という記述も同様である。しかも「数名に抑えつけられ」れば、たいていの人間が「抵抗」するのはむしろ当然の反応と思う。

ともかく、負傷した父親は入院することになり、母親一人では介護に不安もあり、陽さんは以前通院したことのあるI病院に入院することになったのだ。こうした入院の経緯が「この患者は暴力的」という先入観を看護師や医師たちに植え付けたことは間違いない。

陽さんはストレッチャーに乗せられ、三階の男子閉鎖病棟へと運ばれた（個室に入院）。しかし、運ばれる際には「抵抗なし」と看護記録にある。

しかし、すぐに体幹・四肢拘束（いわゆる五点拘束）され、オムツがつけられた。

薬は、家族が薬物療法に不信感を持っていたため（前述の通り、陽さんは抗精神病薬の副作用でジストニアという重い後遺症を負っていた）、抗精神病薬の使用は控えられ、処方は睡眠薬（ベンザリン５㎎）と抗不安薬（セルシン２㎎）と便秘薬になった。

また、入院の際作成された「ケース概要」によると、当時の陽さんの状態は以下のようである。

食事――一日に一回食べるか食べないか。たまにお菓子を食べている。
睡眠――時間はばらばら。八時間くらい寝ることもあれば丸一日寝ていることもある。
清潔――小便、大便を垂れ流している状態。めったに着替えはしない。歯磨きは四、五年していない。
暴力――両親が本人の意にそわないことを言うと怒り、殴る。
会話――疎通はむずかしい。一方的に自分が話したいことを話す。

日常——台所にあぐらをかいてずっと座っている。二〇時間、三〇時間ずっと座っていることもある。

体型——身長一七八cmぐらい、体重は不明だが、四〇kgくらいではないかとのこと。

これを読むかぎり、状態はかなり悪い。I病院へ入院するまで陽さんは自宅療養を続けていたが、カルテによると、二年ほど前から歩くことも少なくなり、半分寝たきりのような生活だったらしい。また、ここ一年くらいは情緒不安定で、テレビやパソコンを壊すなど、衝動行為が見られたという。二〇一一年三月に起きた東日本大震災も陽さんに大きな動揺を与えていた。

以下、入院の翌日、二〇一一年九月一六日から事件前までのカルテと看護記録を順に見てみる。本当に陽さんは暴力的だったのか。I病院の元看護師だったXさんが「昭和の看護」と表現したI病院の患者対応は、実際どのようなものだったのか。それらを明らかにすることは、精神病院という密室で繰り広げられるゆえに偏見を助長しやすい現実に、少し風穴を開けることになると思う。

入院翌日の看護記録には、陽さんが睡眠薬を「いったん服用するも吐き出」し、「飲まない」と言って口を閉じたまま開けようとしなかったことが記されている。看護師のサインは「宮崎」。これは事件を起こした宮崎准看護師のことだ。

また同日のカルテには、医師の問いかけに、陽さんは独り言のように「ポールポジションが飛んでくる」と答え、医師はこう書く。

思考まとまらず、衝動性あり、自ら受傷のおそれ、ふらつき転倒のおそれ、拘束（体幹四肢）とする。

すると突然陽さんは「いつまでこんなことするんだよ!!」と怒鳴り、看護記録によると「起き上がり上体を力ませている。上目遣いにNs（看護師）をにらみつけ」た。

九月二一日のカルテ。

訪室すると両ひざを両手で抱え、うずくまっていたが、問いかけると急に立ち上がり、意味不明な言動をくり返し、全身に力を入れて、奇異な姿勢や動作をくり返し、飛び跳ねたり、片足で足踏み続けたりと行動もまとまらず。質問に対して単語の返答が見られるも、終始視線を向けることなく疎通不良。拘束維持。

九月二三日の看護記録には、被告となった小林准看護師のサインで、「オムツ交換時緊張強い。顔の上に枕を載せ、強く抑えて足をまげて伸ばさない。二人がかりでようやくオムツを替える」とある。

翌日の二四日には、「ペンパム促すも拒否。吸い込み口〔を口〕につけると息を吹きぶくぶくさせてのみ込まず」「ペンパム促すも『冷たい』と拒否する」とあるように、流動食への嫌悪を示している。看護記録によると、翌日も陽さんはペンパムという流動食をまったく摂っていない。

九月三〇日の看護記録にはまたしても「小林」のサインで、次のように記された。

> 入浴の際、介助用椅子に座り準備していたところ、突然右足で女性職員に対し腹部を2～3回、足蹴りしたものである。

一〇月二日。

> 視線向けるが無言。暴力行為あり。病状不安定。（カルテ）
> ペンパム1本時間をかけて介助で摂取。突然腕を振り上げる動作ある。また意味不明の言動ある。（看護記録）〔しかし、〕
> 体を硬直させ抵抗する時としない時がある。協力を申し出ると素直にオムツ交換やらせてくれたりと、現実と空想の区別がつかない。（夕方の看護記録）

一〇月七日、宮崎のサインのある看護記録である。

オムツ交換時、与薬時抵抗著しく、vds（就寝前の薬）（ベンザリン5㎎）は吐き出してしまい与薬できず。オムツ交換時Nsに殴り掛かる、引っ掻く等の抵抗著しい。保水等も抵抗強く不可。

一〇月一〇日。

意味不明の発語を連発。オムツ交換時の抵抗も激しい。ペンパム促すも顔を背けて拒否する。看護者変わり、ジュース促し、水飲みを使用し6～70％飲用する。（看護記録）

一〇月二〇日。

終日拘束中。急に体に力を入れ、上半身浮かせる姿勢で固くなっている。相変わらず体に力を入れ全身を固くしている。（看護記録）

カルテにも、「声かけに返答なく、視線を合わせるのみ」と記されている。

一〇月二三日の看護記録によると、ようやくペンパムを二本摂取したようだ。しかし、「突然はねおきて『誰が殺すんだよ』と大声を出すことあり」。

一〇月二四日には父親が面会にやってきた。そのときの様子を医師はカルテに以下のように記した。

父と面会中、本人両腕で体を起こしている。新聞を渡すと受け取る。「1時間くらい話すと会話がかみ合うことがあるが、今はだいぶ落ちてしまいました。でも新聞を渡すと読もうとするんです。理解しているかわかりませんが」。拘束継続。

一〇月二七日。

肘をついて肩、首は起こしたまま、不自然な姿勢であるも、力を入れてその形をずっと保っている。視線合わせず、会話に応じず、奇異。一見カタトニア様（昏迷、無動、姿勢保持などを起こす症候群のことをいう。従来は統合失調症の症状と考えられていたが、現在では精神疾患や器質的疾患に合併するとされている）。表情からすると意図的に、故意に、わかって、自分の意志でやっているこだわりのようにも見える。精神的内界わからず、拘束継続。窓の方をじっと見つめている。声をかけても返事なし。（カルテ）

この頃のカルテや看護記録には、「声掛けに反応せず」の記述が目立つ。また記録から浮かび上がってくるのは、拘束され続け、看護としてただペンパムを飲まされている陽さんの姿だ。

一一月二三日には、「小林」のサインでこうある。

便秘4日、ドクター報告。指示によりケンエーG浣腸施行する際、抵抗あり。Ns4名にて制圧し行う。

また、この頃から陽さんはしきりに食べ物の名前を連呼するようになった。「カレーライス食べたいです。霜降りの肉。おっとっと」「チョコレート食べたいです。退院した方がいいかな」「まるごとバナナ……焼きそば……」。

陽さんの食事と言えば、「ペンパム」という流動食だけである。同じものを来る日も来る日も与えられ続けた挙句の食べ物の連呼だったのではないだろうか。

しかし、医師はカルテにこう書くだけである。

食べたい物の発言はあるが、その瞬間のみであり、時間がたってしまうと摂取拒否してしまう状態が続いている。

「摂取拒否」しているのはペンパムであり、それに飽きたから食べたい物の名を口にしているのである。

一一月三〇日のカルテによると陽さんへの処方に変化があった。「時々衝動的スタッフへの暴力あり。情動不安定になることあるため」として、気分安定薬（バレリン）の服用が始まったのだ。医師はカルテに、「父へ説明（薬の使用について）し、了承いただいた。来週、隔離へ変更。トイレを自力で行えるように（家族の希望）していく予定」と記した。つまり、陽さんが保護室に隔離となったのは、名目上は「トイレ訓練」のためであるが、カルテには隔離の理由としてこれ以降も「衝動行為の恐れあり、隔離継続」と記され続けるのだ。

バレリンを飲むようになってから、陽さんの様子に少し変化が現れる。一二月五日の看護記録には、落ち着きを失った陽さんの様子が記されている。

自室のマットレスを折りたたんで持ち上げたりオムツを外したり、多動さあり。ときどき壁を叩いている。

一二月一一日にも、

オムツ交換時何やらブツブツ言い、また手でオムツを押さえて替えさせない。再度行おうとすると足をバタバタさせたり掴みかかったりして替えられないため、様子を見ることとする。ペンパム飲用促した。手に水飲みごと持ったが、床に置き、蹴る真似をしたり、枕をトイレのほうに投げたりしている。体動活発。

そのため、すぐさま気分安定薬が増量となった。

一二月一四日のカルテには、「行動まとまりなく疎通も取れたり取れないといった状況」のため、ペンパムを二、三人がかりで無理やり摂取させたことが書かれている。また、「隔離継続。トイレを使えるように指導」とカルテにある。医師は「指導」と書きつつ、しかし実際トイレが使えるようになるような具体的な「指導」が行われた形跡はない。

一二月一六日のカルテの記載。

ちょっと待ってください（ズボンのチャックをあげている）。教育ママとかいうの止めて、左腕に※△が出てきてしまったらしく、ママを叱るから腹が立っているんです。
発語あるが辻褄合わない内容が多い。しかし、本人としては何かを訴えたいような印象。

こうした様子を見た医師は、気分安定薬を三たび増量した。

一二月一八日、看護記録。

オムツ交換をしている際、Nsに向かって「テメーぶっ殺すぞ」と怒声ある。抵抗はない。

翌日には面会に来た父親へのムンテラ（家族へ現在の病状等を説明すること）が行われ、医師は次のようなことを父親に告げた。

隔離を一か月ほど続けて、変わらない状態であれば今後も改善する見込みはむずかしい。病院としては退院も考えている。家族として家でみるのはたいへんであり施設があれば……と父は言うが、この状況ではむずかしい——つまり医師は家族の話を突っぱねたのだ。

また気分安定薬はさらに増量された（デパケンという気分安定薬が８００㎎に、バレリンシロップも16㎖に増やされている）。こうした処方を行う一方、一二月二〇日のカルテには、医師の迷いが記されている。じつは陽さんがこのI病院を受診した際、医師は陽さんの様子を見て統合失調症ではなく「広汎性発達障害」と診断し直しているのだ。

しかしこの日、医師はカルテにこう書いた。

人格水準の低下あり、Sの可能性は否定できない。慎重に抗精神病薬を使用してみることを検討。

「S」というのはスキゾフレニア（schizophrenia 統合失調症）のことである。広汎性発達障害ではなくやはり統合失調症なのではないか。したがって、これまで控えていた抗精神病薬を投与する必要があるのではないか。ということで、年明けにもセロクエルという抗精神病薬を試してみることにすると医師はカルテに記した。
そして、事件前日の一二月三一日のカルテである。

大内さん……。（大きい声で）大内さん!! うすっ！ びっくりしたなー。ガラス壁に右手をつき、左手を胸に当て、うなだれている。微動なし。衝動行為の恐れあり、隔離継続。

以上が入院してから事件が起きるまでの大まかな経緯である。これをどう感じるだろうか。陽さんは暴力的だったのか。カルテや看護記録の文字だけ見れば、そう感じる人が多いかもしれない。だが、カルテや看護記録はあくまで対応した医師や看護師が書いたものであり、医療者サイドの視点しか反映されていない一方的な記述である。カルテを取り寄せ目を通した父親は、「現実に起きたことと、書いてあることから浮かび上がってくる状況にはかなりの落差がある」と述べている。カルテや看護記録にはいわば「結果」しか記されていないのだ。陽さんがそうした行為に及ぶ直前に、看護の場面で何があったのか。日頃のその看護師の看護はどのような種類の看護であり、それに対して陽さんがどう感じていたのかという考察は一切ない。
Xさんも認めていたように、当時のI病院の看護は「昭和の看護」であった。としたら、陽さんの反応は、そうした看護に対する拒否、抵抗、あるいは抗議だったのではないだろうか。精神科医の齊藤環氏は、患者の暴力について「暴力は精神症状ではなく、患者自身が周りに危険を感じた場合の対処のかたちである」と「精神科医療の身体拘束を考える会」が行った記者会見の中で述べているのだ。

患者側からすれば、このようにごく当然の理由から出た行為も、病院側、看護側からすればすべて単に「暴力」、その一言で処理することになる。

注目してほしいのは、一〇月二日の看護記録にある、「協力を申し出ると素直にオムツ交換やらせてくれ」たり、一〇月一〇日の、「看護者変わり、ジュース促し、水飲みを使用し6〜70％飲用する」という記述である。これは何を物語っているのだろう。

身体拘束・隔離

九月一五日の入院と同時に始まった陽さんへの身体拘束は、結局一二月五日まで続けられた（拘束解除後は事件の起きたあの保護室に隔離されている）。三か月に近い体幹四肢拘束（途中から上肢は解放）である。

身体拘束や隔離は、憲法で保障された人身の自由を奪う行為に当たる。しかし、精神科では「人から自由を奪う」隔離・拘束が精神保健福祉法三六条と三七条において、精神保健指定医の資格を持つ精神科医が「やむをえない」と判断した場合、行えることになっている。

陽さんに施された体幹四肢拘束（いわゆる五点拘束）は、身体拘束の中でももっとも厳しい拘束方法であり、千葉県精神科医療センターが作成した『身体拘束についてのマニュアル』によれば、「極めて激しい興奮状態にある場合に適している」という。陽さんは、こうしたほぼ全身を動かすことができない拘束を三か月近く実施されていた。

ちなみに、厚生労働省の最新のデータでは、精神科で身体拘束を受けている人は二〇一六年の六三〇調査（厚生労働省が毎年六月三〇日付で都道府県、指定都市に報告を依頼している調査）によると、六月三〇日の一日で一万九三二人に達し、その数はこの一〇年で二倍以上にもなっている。「精神科医療の身体拘束を考える会」の代表を務める杏林大学の長谷川利夫教授の調査によれば、全国一一病院における身体拘束の平均実施日数は九六日。ほぼ陽さんの実施日数と同じである。

縛られることによる人間としての尊厳の喪失。それだけでなく、体を動かせない身体拘束は肺塞栓（いわゆるエコノミー症候群を起こし、その血栓が移動して肺動脈を塞ぐ）を引き起こし、命の危険にさらされるリスクが高い。二〇一七年五月にはニュージーランド人の二七歳の男性が日本の精神病院での身体拘束一〇日後に心肺停止となり、その後亡くなるという悲惨な事件が起きた。

ちなみにＷＨＯ（世界保健機関）の精神保健ケアでは、原則として、身体拘束は四時間を上限としているのだ。四時間と三か月では、桁が違う。しかし、信じがたいことだが、現実には年単位で身体拘束を行う病院もあるようだ。講演で聞いた話だが、登壇したある病院の院長によれば、その病院での身体拘束は二〇〇日以上が一〇件あり、最長はなんと八〇〇日近い。それを講演会で得々としてしゃべる院長の絶望的なまでの鈍感さは日本の精神医療の姿そのままだ。身体拘束は「治療」ではない。精神保健指定医によって「多動又は不穏が顕著」と判断された患者の自由を奪うだけの行為だ。

隔離も同様である。二〇一六年の六三〇調査では六月三〇日の一日で一万四一一人の患者が保護室に隔離されており、その数はこの一〇年で三三%増加している。

そもそも隔離は「他害」(他者への暴力)が見られるときに行われ、身体拘束はそれプラス「自傷」への対処である。そして、隔離されると同時に身体拘束されるケースがかなりある。

憲法三一条では、「何人も法律の定める手続きによらなければその生命若しくは自由を奪われない」と規定している。自由と平等は、国民の権利として位置づけられ、手続きなしには、人の自由を奪う隔離や拘束はできないとしているのだ。

精神科における「行動の制限」は憲法に関わる問題でもあり、当然その実行は最小限に抑えなければならない。そこで二〇〇四年にできたのが「行動制限最小化委員会」である。これは院内に審査機関として設置され、たとえば、隔離および拘束について、必要に応じてその妥当性を検討しなければならないと定められ、そうした「行動の制限」を最小限にとどめるよう努力することを義務づけたものだ。

しかし、これは内部組織であるため、ほとんど機能していないと言われている。名目にすぎないような組織だが、当時のI病院には、それさえ設置されていなかった。それほどまでに患者の人権に対して無関心だったということだ。ちなみに、この委員会は医療保護入院等診察料を請求する医療機関の施設基準としてあり、それが設けられていなかったI病院は、医療保護入院等の算定（診療料三〇〇点を加算）を行っていなかったことになる。

プライド

看護記録を見ると、陽さんはオムツ交換時に「抵抗」を示すことが多い。事件が起きたのも、まさにオムツ交換のときである。その他カルテを見ると、たとえば、便秘になったため浣腸を施そうとしたときに、「抵抗あり」とある。つまり陽さんは、人間としての尊厳にかかわる際の看護に対して「抵抗」を示しているとも言えるのだ。

この一一月二三日の、浣腸の際には、「Ns４名にて制圧し行う」と記されている。「制圧」という言葉を使ったのは、あの事件で陽さんを押さえつけたとされた小林准看護師である。制圧とは、広辞苑によれば「威力をもって相手の勢力や気力を押さえつけること」を指す。彼は患者を「制圧」するのが看護師の、とくに男性看護師の務めであると思い込んでいたのだろう。

陽さんの姉が目撃したことだが、I病院ではオムツ姿のまま拘束を行っていた。前出Xさんに確認すると、「〝オムツのまま拘束〟は当時I病院では常識でしたよ。なぜならズボンをはいていたらオムツ交換が面倒になるからです」と答えている。

精神疾患患者に恥じらいの気持ちはないとでも考えていたのだろうか。
しかし、一二月一四日の看護記録を読んでほしい。

「ヨウ君」
「ウン」
「オシッコ出てないか見るよ」
「プライドを傷つけないで」

いったいこれまでどれほどのプライドを、精神科の治療、看護によって傷つけられてきたのだろう。

裁判で不採用となった現役看護師の意見

刑事裁判において、検察側が証拠として裁判所に申し入れていた現役精神科看護師による意見書は、裁判所によって不採用となり、証人尋問も同様不採用となったことはすでに書いた通りだ。裁判長にしろ裁判員にしろ、精神科看護に関して素人の集団が、精神科看護の現場で起きた事件を、専門家の意見を聞くことなく、「公明正大」に裁くことができるのか甚だ疑問だが、ともかく裁判所はこの証拠を不採用と決定した。

不採用となった意見陳述を予定していたのは、大阪市内の精神病院に勤務するベテラン看護師の有我《ありが》譲慶《じょうけい》さん（63）である。有我さんは民事訴訟でも意見書を作成したが、こちらにおいても不採用となっている。

「不採用の理由は僕には想像もつきませんが、僕がこの事件に関わることになったのは、民事裁判を担当している弁護士さんから意見書を依頼されたことです」

有我さんは柔和な顔に生真面目さを漂わせながら、そう言った。

私はこの事件の取材を始めた当初からぜひとも有我さんに直接会い、話を聞きたいと思っていたのである。精神科の看護というものが実際どういうものなのか。あの千葉地方裁判所の廊下で出会った現役のI病院の女性看護師が言っていたあの言葉を、私たちはどう受け止めればいいのだろうか。この事件を現場の看護師はどう考えているのか。

私のそうした疑問を一つ一つ解きほぐしていくように、有我さんは静かに話しはじめた。

「あの病院の看護は、事件となった暴力、それ以前の話だと僕は思います。日ごろのケア自体が、ケアというより、患者さんを人間扱いしていないのです。そういう日々虐待の状況の中で、患者さんの一部の抵抗を暴力と受け取って、それに対して報復的に暴行を加えた。それがあの事件ということです。それは、とてもじゃないが、医療行為、ケアなどとは真逆の行いです」

一審では陽さんを押さえつけた小林准看護師の行為は「業務（医療）行為」とみなされ、したがって無罪判決という結果になったが、有我さんの見解はそれに真っ向から対立する。裁判所が意見書を不採用とした、その判断の結果がつまりこういうことだということだろう。

「あの事件の日の映像を見ればわかりますが、あの病院の日頃のケアがどういう種類のものだったか、如実に表している場面がいくつもあります」

有我さんは続けた。

「まず保護室に布団が敷かれていないでしょう。布団を敷かずに患者さんを寝かせること自体、そもそも看護ではありません。ちゃんと布団があるのに〔トイレの低い仕切り壁の上に置いてある〕、床の上に直に寝かせている。

次に、食事をするのに、大内さんは座ることのできる人なんだから、本来なら座って食べてもらえばいい。ベッドが使えない場所〔ベッドが凶器になるとの考えから、保護室にベッドを置かない病院は多い〕でも、普通だったら、座ってもらって、テーブルを持ってきて食べてもらいます。まして、映像にあったように、仰向けにしたまま、流動食を飲ませるなど、看護師のやることではありません。その状態で飲ませると誤嚥が起こりやすくなります。誤嚥性肺炎のリスクが高まる。大内さんの場合、若かったから誤嚥にならずにすんだのかもしれませんが、あれは非常に危険なやり方です。

さらにもう一点、排泄の介助をしながら、途中で食事の介助に切り替えるなんて、基本的にありえない。これは患者さんにとってはトイレで食事を強制されることと変わりありません。ケアでは食事と排泄の介助は、時間をずらすか、場所を変えて行うのが普通です。まして、床に直に寝かせて、流動食を流し込む。ガチョウに対して強制給餌をするみたいなやり方で、あれは人間に対するケアではない。動物に対しても虐待に近いようなやり方です」

有我さんは映像で確認できたI病院の「看護」について、その多くを「看護以前の問題」と厳しく断じた。

問題はさらにある。布団の上でなく床の上に直接寝かせて食事をとらせる、オムツ交換をするということは、背中だけでなく陽さんの場合患部である頸部の痛みも伴うことになる。それは患者にとっては非人間的な扱いをされたことと同義であり、患者に屈辱感を与えるものだ。

有我さんは厳しい口調で続けた。

「映像では、看護の際、四人の看護師が仰向けの大内さんを見下ろしていますね。よってたかって上から見下ろして、押さえつけてオムツ交換、強制給餌。これは日常的な虐待そのものです。事件となった暴行以前に、日常があました状況ということは、患者は人として大事にされていないことの証です。大内さんだけでなく、あの病院では他の患者に対しても、たぶんそういう対応なのでしょう。患者の尊厳を配慮しない病院スタッフの姿勢が見てとれます」

保護室は、隔離された空間で、看護の目が行き届きにくい場所である。したがって、定期的な見守りが必要で、精神保健福祉法では「医師は原則として少なくとも毎日一回診察を行い、必ず所見を署名のうえ診療録に記載する」と定められている。また、有我さんによれば、現在、隔離、もしくは身体拘束については、公益財団法人日本医療機能評価機構が定める「病院機能評価」が標準となりつつある。それによると、

「隔離については、少なくとも一日一回、医師による診察、頻回〔一時間に二回〕な観察と記録が必要とされています〔身体拘束では、医師による頻回な診察、頻回〈一時間に四回〉な観察と記録が必要となっている〕。しかし、保護室の映像を見るかぎり、看護師の入室は食事と与薬、オムツ交換以外はなく、大内さんはほぼ放置された状態と言ってもいい。私が見た看護記録にも九時三〇分、一三時三〇分、一六時と、三回しか見回りの記録が残されていません」

隔離や拘束を最小限に抑えようという「行動制限最小化委員会」は、現在ではほとんどの精神病院に設置され、二〇一〇年頃にはすでに八割の精神科に普及していたが、I病院には事件当時、設置されていなかったことは前に書いた。前出、I病院の元看護師Xさんによれば、I病院が「行動制限最小化委員会」を設置したのは、事件後六年経った二〇一七年のことである。

有我さんが言う。

「行動制限最小化委員会がやれることには限界がありますが、それさえ設置されていなかったというのは、驚くべきことです。いかにあの病院が患者の権利を守るとか暴力的な場面を少なくしながら対応の工夫をしていくとか、そうしたことに関心がなかったかという証拠でしょう」

事件当時のI病院の理事長はIH氏だが、事件三か月後の二〇一二年四月から理事長に就任したのは東京女子医科大学教授のIJ氏である。宮崎、小林両准看護師を事件後も雇用し続けたのはIJ氏であり、それはとりもなおさず、この二人の行為に問題はなかったとこの理事長が考えていたということだ。

ＩＪ氏は北里大学の出身で、専門領域は、精神薬理学、睡眠医学、精神科治療学。専門医資格は精神保健指定医、日本精神神経学会専門医・指導医、日本臨床精神神経薬理学会専門医・指導医、クロザピン登録医。役職として日本神経精神薬理学会・理事長、と肩書はじつに華やかである。いわば日本の精神薬理学の重鎮で、二〇一五年に公開された『統合失調症薬物治療ガイドライン』のタスクフォース（特定の課題に取り組むために設置される特別チーム）メンバーの議長も務めている。また、クロザピン（商品名クロザリル　抗精神病薬）の推進者でもある。

クロザピンは難治性統合失調症の治療薬とされているが、その扱いは厳しくモニタリングされるほど、副作用の無顆粒球症《むかりゅうきゅうしょう》は致命的である一方で、その効果は「四割」程度とされている。

ＩＪ氏の話題になると、有我さんは、薬理学には熱心だが、人権や人間の尊厳についてはまったく顧みない、そういう医者がいるものだ、と口元を歪めた。

「〝了解不能〟というのが統合失調症の本態であるという考え方があります。普通の人間では理解できないから、そういう人間を鎮めるために薬理学を利用する。精神疾患は生物学的な疾患であるという認識です。そういう認識しか持っていない医者が多い。精神疾患は神経伝達物質の問題であって、それによって発病しているとしか考えず、人間的な苦悩にどう向き合うかという視点がまったくない。大学で学ぶのも薬のことばかりですから」

精神科医で作家の野田正彰《のだまさあき》氏は民事の裁判において原告側の意見書を提出している。その一部を引用する。

「精神科医として最も重要なことは、病者の一見まとまりなく見える言葉、行動の意味するものを想い、話しかけ、理解しようとしていく努力である。しかし、被告の準備書面による大内陽の入院中の記録には、病者の怒声と問題行動が列挙されるだけで、病者のもらす言葉にこめられた思い、治療者との関係の変化などの記述はほとんどない。拒食、不潔、衝動行為などへの対応を精神科医療と誤解しているのではないだろうか」

「院長〇〇の病者を見る視点が病院生活に適応しているか否かでしかないため、そのもとで勤務する看護師も、食事摂取、排泄を自分でする、暴力をふるわせないという場当たり対応に尽きてしまっている。彼の人間性を理解しようとする精神医学的看護があることを、教えられることもない。その帰結として、２０１２年１月１日の事件は起こったと言えよう」

患者暴力の三つの要因

私は有我さんに、あの千葉地方裁判所の廊下で叫んでいた女性看護師の言葉――「私たちはいつも命の危険にさらされている。私たちのことも考えてほしい」――を伝えた。するとすぐさま多少の怒りをこめて以下のように話しはじめたのだ。

「人間はあまりにもひどい侮辱を受けたら抵抗する、怒る。それは病気であるなしにかかわらず、正常な心理です。侮辱的なケアを受けて、そこで抵抗があるのは当たり前のこと。精神疾患のある人のほうが、ある意味でむしろ我慢強いです。だから病気になってしまうということもあり、我慢強いものだから、ある程度ひどい目にあっていても、慣らされてしまって、受け入れている人が多いのが現実です。病気でない人が同じ状況で同じ待遇を受けたらもっと暴れるでしょう」

有我さんが示したのは、「包括的暴力防止プログラム」（CVPPP）である。これは肥前精神医療センターを中心に開発された日本独自のプログラムであり、患者の暴力にどう対処すべきか知識と技術を解説したもので、二〇〇四年に最初の「包括的暴力防止プログラム研修」が開催されている。現在スーパー救急等で広く応用されているプログラムだが、これについて有我さんはこう言う。

「この中に、患者の暴力の原因についての考察があります。単純に症状だけが原因で起きる暴力は全体の四割程度。僕はもっとずっと少ないと考えていますが、ともかく残り六割は『スタッフ要因』『病棟環境要因』です」

スタッフ要因とは、不適切なスタッフのコミュニケーションを指し、たとえば、侮辱したり、患者のことを受け入れなかったりといったことだ。また、病棟環境要因とは、閉鎖病棟という閉鎖性、密室性、あるいは病棟内の過密さや、プライバシーのなさ、休息できないなどである。陽さんの場合も、「看護者が変わると抵抗がなくなる」といった記録が残されていた。また、長期の身体拘束や隔離という「環境要因」が陽さんの精神にどれほどダメージを与えていたことか。

「僕は、病院内の暴力のほとんどの原因は病院側の問題だと思っています。介護的なケアに対しても抵抗が起こることはあります。でもそれは、いきなり腕をつかまれたとか、いきなり湯に入れられたとか、いきなり口の中に食事を突っ込まれたとか、原因があって、それに対して怒って抵抗する。それは人間として当たり前の反応です。自分のことを大事にされている、自分のことを面倒みてくれているという状況では抵抗は起きません」

そういう視点でI病院の看護を見ると、この病院は基本的に患者を人間と見ていない、と有我さんは言いきった。

「僕が二〇〇九年に友人とイタリアに行ったとき、トリエステでは精神病院を廃止していますが、どうしてそんなことができるんだと不思議だった」と有我さんは続けた。

トリエステはイタリアでもっとも早く一九八〇年に精神病院を完全撤廃した町だ。

「どうしてそんなことができたか。それは一言でいえば、患者をコントロールするという社会的な看護師としての役割を自覚的に変えていったからです。その人のニーズに応じた、その人に必要なケアを柔軟にやっていくということが重要なんだと、僕はそれをトリエステで大いに学びました。

トリエステで言われたことは、精神科の看護師がもし薬を飲ませて管理しているだけだったら、刑務所の看守とあまり変わらないということでした。I病院の例の二人の准看護師は以前は刑務官をやっていた。いくら准看護師の資格を持っていたとしても、刑務官という立場は変わりません。彼らは服役囚をコントロールするという社会的役割を自覚しながら、それを精神病院でも実践していたのでしょう。服役囚と患者と、相手は同じという認識があったのかもしれない。自分たちが前面に立って暴れる患者を鎮圧する。そういう場面に出ていくことによって、他のスタッフからありがたがられる。つまり彼らは、スタッフのほうを見ながら仕事をすることはあっても、患者を見ながら仕事をしてはいなかった。患者のほうを見て仕事をしていると、スタッフの中で対立することになります。

しかし、患者さんは、自分のことを大切してくれて、自分を理解しようとしてくれる、相談にのってくれる、安心できる環境があったら、暴力どころか、放っておいてもよくなっていくと僕は思うんです。誰だって自分の尊厳を傷つけられて、嫌なことを強制的に押し付けられたら具合が悪くなるし、抵抗したくなる。患者の回復力を阻害しているのは、もしかしたら病院という環境、精神医療という枠組みかもしれません」

「プライドを傷つけないで」——有我さんの話を聞きながら、そうつぶやいた陽さんの言葉が胸によみがえってきた。

第二章　精神科受診

大学生

陽さんは精神病院内で暴行を受けた。そして、検察側の主張によれば、その暴行が原因で陽さんは亡くなった。

としたら、そうした結末にまで陽さんを運んでいった「精神科」との出会いは当初どのようなものだったのだろう。時系列で陽さんの「治療歴」を追っていくことは、陽さんがどのようにして最終的にあのI病院の保護室に流れつくことになったのかを明らかにするのではないかと思う。と同時に、それは精神医療というものの本質を浮き彫りにすることにならないだろうか。

今、私の手元には、陽さんが最初に入院した千葉県市原市にある市原T病院のカルテがある。その中に、医師が両親に面談し、陽さんについて聴取した記録が残されている。すでに入院して三か月ほど経過した二〇〇一年一二月のことだ。

陽さんは一九七八年三月三一日千葉県に生まれた。カルテの中の両親の話では、陽さんは小学生の頃はどちらかというと「活発」のほうだった。しかし、中学生になると「無口になった」。両親から見ると、「友人に対してあまり心を開いて接するといった感じではなく、どこか自分の世界を守るようなところ」があった。行動面でも「随所にこだわりが見られ、融通のきかない、柔軟性に欠ける性格」……と両親が語ったと書いてある。

高校に進学したが、本人によると高校は「つまらなかった」と言う。そして「大学で変わろうと思った」と両親に話していたようだ。一浪をして都内有名私立大学社会学部に入学したが、本人の第一希望は※※大学だった。大学進学を機に一人暮らしを始めた。

大学一年。大学で変わろうと、あえて「盛り上げ役」をかって出たり、自分の性格とは違う行動をとるようにした。しかし、「周囲から『女とばかり話をする』などと中傷されたり」、変わろうと努力したのにうまくいかないことがあったりして、「崩れた」と感じていた。母親に語ったところでは「対人関係で葛藤がある」とのことだった。

別の日の父親のみの聴取のとき、父親はこう語っている。「大学に入って友人関係でうまくいかなかったのでは。自意識過剰。夏休みに帰ってきたときに、話す内容が少しおかしいなと感じた。女性関係でプライド、自尊心を傷つけられたのかもしれない」。

大学二年生。夏休みに帰省したときのことが次のようにカルテには記されている。

大学2年目（19歳）。夏休みの帰省時、両親から見て、本人の言動に不自然さが感じられるようになる。独特の感覚。自分の独自の世界に内向的になり始めた。自分の気持ちを表現するのに、不思議議な図を描いたり、突然詩を書いて「この詩を理解してくれる人がいたら死んでもいい」等言ったり。バイクで旅に出て、何かを「感じた」から「帰ってきた」等。空想的になり、現実から乖離したような感じに。

なったと、医師は表現している。

一九九九年、大学三年生。陽さんの様子に「不自然さ」を感じていた両親は、本人を説得。このときはじめて陽さんは精神科を受診している。二一歳。行ったのは、T総合医療センターである。診察した医師は、「ひとまず様子を見て、必要であればカウンセリングを受けるように指示」。そのときは服薬はない。

その後、T総合医療センターに数度通院するも中断。しかし、大学は留年となった。

二〇〇一年、正月になり、両親が帰省するように促すが、本人は「いいよ」と拒否。電話をしても出ないのでアパートに様子を見に行くと、「無為自閉状態で閉じこもっていた様子」。ろくな食事もとっていなかったのかガリガリに痩せて、異様な様子だったため、両親は実家に連れ戻した。大学は休学することになった。後日、この日のことを陽さんは両親に対して「勝手に踏み込んできた」と非難することになるが、当時は素直に自宅に戻っている。

両親と妹（姉は結婚をして家を出ていた）と同居しながら、ときにアルバイトをしたりして過ごしたが、「自宅に戻ってからは両親にこれまでの葛藤を吐き出して表現。依存的になったり、それを後悔して閉じこもり気味になったり」した。しかし、自らを奮い立たせるように大学への復学を決め、自宅から電車通学をしたものの、片道四時間かかり、心身に相当の負荷がかかったのだろう。両親に相談もないまま、二〇〇一年九月、陽さんは突然退学届けを出してしまった。前日には通学のための定期券を購入していたにもかかわらずだ。

両親は九月二〇日、市原T病院を訪れている。陽さんは受診していない。

本人来院していないことについては、両親「ちょっと様子をうかがってから」と……精神科への不信感あるよう。本人の問題についてもいまひとつ的を得ない。

陽さんが市原T病院をはじめて受診したのは、七日後の九月二七日のことだ。カルテには陽さんがポツリポツリと医師に語った言葉が、断片的に記されている。

精神衰える。頭が働かない。眠った感じがしない。言いたいことが言えない。人と話ができない。自信のなさ。うしろめたさ。自分のことが考えられなくなった。やっていることがすべてに影響を与えている気がした。自分の思いの中で、人との距離が取れなくなった。ＧＨ（一）

ＧＨとは幻聴のことで、マイナスなので、幻聴は「ない」ということだ。

困ったことは？　という医師の質問に、陽さんは、

困ってないですね。ただ、大学に居場所がなくて、長時間電車に乗って行って、それで、自分なりのけじめというか大学をやめざるを得なくて、両親に、感謝の気持ちというか、謝る気持ちと感謝の気持ちってのは本来違うけど……。


と答えている。

医師のコメントは「口は重く、言葉少ない」。また、話す内容は「抽象的。つながりがいまひとつかめない。両価的な感情、考えが多く感じられる。考え方一貫しない」と記された。そして、医師はとりあえず陽さんに抗うつ薬（ＳＳＲＩ）のパキシル10㎎（一日一錠、七日分）を処方したのである。

アクチベーション・シンドローム

パキシルを服用しはじめてからおよそ二か月後の一一月三〇日のことだ。隣家で引っ越しがあった。業者が作業をしていたら、陽さんはいきなり外に出ていくと、引っ越し業者を殴ってしまった。

市原Ｔ病院の一一月三〇日のカルテには、こうある。サインは陽さんの主治医とは別の医師の名

前だ。

本日、近くで引っ越しがあり、その手伝いに来ていた人に殴りかかり、警察に保護され、その後、両親同伴で当院受診。隣の家で引っ越しがあり、いきなり本人が出ていき、引っ越し業者を殴ったらしい。鼻を骨折したらしい。

「鼻を骨折したらしい」というのは陽さんの暴力のあと対応した父親が引っ越し業者から聞いたことで、それをそのまま医師に伝えたものだが、実際鼻の骨が折れていたかどうかは不明である。なぜなら引っ越し業者は警察に被害届を出さず、「まだ将来のある方なので大ごとにしたくない」と、この件はそれで終わっているのだ。

事件当時、両親は留守をしており、陽さんは殴ってしまってから自分で警察へ電話を入れた。家に戻ったら警察から電話があり、びっくりした両親が警察に駆けつけたが、被害届が出ていないことから、そのまま帰された。その足で通院中の市原T病院を受診したのである。一応医師に報告をしておいたほうがいいだろうという父親の考えからだった。

カルテには、医師と陽さんのやり取りの記載もあるので、いくつか抜粋する。

医師「きっかけは?」

陽さん「いきなり」
医師「誰かに殴れと言われて？」
陽さん「そういうことではないですが」
医師「今はどう思う？」
陽さん「後悔しています」
医師「関係ない人を殴ったことは？」
陽さん「一〇年くらい前、友だちとのケンカ」
医師「なぜ？」
陽さん「殴った人しかわかんないですよ。常識をわきまえるというけれど……」
医師「何に頭にきた？」
陽さん「……クスリ切れ……」

母親によると、大学中退後、陽さんは家にひきこもりがちで、そのことでイラついていたようだ。妹や母親に当たったりした様子が母親の口から語られている。

また、「クスリ切れ」と言っているのは、この日陽さんは薬を飲んでいなかったからだ。「薬を飲んでいなかったので、ボケちゃう感じがあった」と別の場面で殴った理由を答えている。

しかし、医師は、陽さんが衝動的に引っ越し業者を殴ったその本当の理由を隠している、と考えていたようだ。「衝動性の根っこについて口を閉ざしている」という言葉がある。さらに「被害、関係念慮が基本か？」と疑いをかけている。関係念慮とは、本来自分とは関係ないはずの出来事が自分と関係があるかのように思えたり、自分にとって特別な意味があるように感じたりする心理状態、症状のことを指す。

結果、処方が変更されることになった。うつ病の治療薬であるパキシルから、統合失調症の治療薬とされるリスパダール（2㎎を二錠）である。

この日は、本人の反省の色も濃く、態度も落ち着いていたため、そのまま帰されたが、また同じような騒動を起こした場合、「即時の入院やむなし」という医師の判断だった。

こうしたカルテの記載を見るかぎり、暴力事件の原因は陽さんの病気、とくに「関係念慮」がそうさせたという医師の勘繰りが見え隠れする。

しかし、後で登場することになるが、陽さんの幼い頃からの友人たちが語ったのは、次のようなことだ。

「引っ越し業者を殴ったというのは、昔の彼から想像すると、ありえるかなと思うんです。わりに手も早かったから、そういうところが薬の影響で抑えられなかっただけじゃないかと」

だから病気なんかじゃない、彼、そのまんまの行動だと。

陽さんも医師に「一〇年くらい前、友だちとのケンカ」と語っていた。

友人が言うように、そのとき陽さんが飲んでいて、彼の理性を吹っ飛ばしたと思われるのはＳＳＲＩと言われる抗うつ薬のパキシルである。ＳＳＲＩは選択的セロトニン再取り込み阻害薬という当時新規の抗うつ薬で、一九九九年、最初にルボックスという商品が日本で発売され、パキシルが市場に出回ったのは翌年の二〇〇〇年である（アメリカの市場に出たのは一九九二年）。

その頃日本は「うつ病キャンペーン」が繰り広げられようとしている時期だった。「うつは心の風邪」というキャッチフレーズとともに、ちょっとした気分の落ち込みにもＳＳＲＩという「魔法の薬」は劇的に効果があるという振れ込みで、テレビや新聞等の宣伝が大々的に展開されようとしていた。その中心にいたのがグラクソ・スミスクライン社（ＧＳＫ）が製造販売するパキシルである。ＳＳＲＩの売上は右肩上がりに伸びていった。二〇〇八年から二〇〇九年の一年間で日本でＳＳＲＩを服用した人はなんと二六三万人にものぼった。そのうちパキシルが一二三万人で、他のＳＳＲＩと比べてずば抜けた多さである。

陽さんにパキシルが処方されたのは二〇〇一年。つまり、発売からわずか一年後のことである。しかし、日本より一〇年ほどＳＳＲＩの発売が先行するアメリカやイギリスでは、すでにこの薬のほころびは現れはじめていた。当時アメリカ史上最悪と言われた、一九九九年に起きたコロンバイン高校の銃乱射事件。犯人の一人の体内からＳＳＲＩのフルボキサミン（商品名ルボックス他）の成分が大量に検出されたとして、ＳＳＲＩの影響が取り沙汰された。

それはアクチベーション・シンドローム（賦活症候群）として注目を浴びるようになるが、アメリカの政府機関である米国食品医薬品局（ＦＤＡ）がこの副作用を取り上げたのは二〇〇四年のことだ。症状としては衝動性、興奮、攻撃性のほか、不安、焦燥、パニック発作、不眠、易刺激性、敵意、アカシジア、軽躁状態などが挙げられ、こうした状態が亢進すると、自分や他人を傷つける自傷他害行為（自殺や他殺を含む）に及ぶ可能性が高まるというのである。

陽さんにパキシルが処方されていたのと同じ二〇〇一年、大阪教育大学附属池田小学校で小学生無差別殺傷事件が発生したのは六月八日のことだった。事件を起こした宅間守も犯行時パキシルを服用していたと言われている。

ＳＳＲＩの製造販売元の各製薬会社は、医師からの副作用報告を医薬品医療機器総合機構（ＰＭＤＡ）にあげているが、業界紙の医薬経済社が二〇〇八年九月に同機構に情報公開請求し、二〇〇九年三月に同紙がその内容を報じたものによると、二〇〇四年から二〇〇八年秋までの四年半のあいだに、アクチベーション・シンドロームが疑われる症例が四二件あったという。

それによると、人を実際に傷つけ刑事事件にもなったケースが六件あり、うち一件は妻を殺害したものだった。殺害したのは、認知症にもかかっていた七〇歳代の男性で、パキシル服用後のことである。ほかに、妻の頭を金属類で殴って重傷を負わせた四五歳の男性もいた。傷つけるまでいかなくても、その恐れがあったのが一三件。「このままでは人を殺してしまう。刑務所に入れてくれ」と望んだ男子高校生や、イライラがつのりバイクを蹴ったりする人もいた。残る二三件は、興奮したり、イライラするなどしたケースだった。

こうした報告はＦＤＡがその存在を認めた二〇〇四年以降のことで、陽さんが服用していた二〇〇一年当時、アクチベーション・シンドロームについて知識のある医師が日本にどれほどいたかは不明である。まして一介の私立病院の精神科医が、陽さんの引っ越し業者に対する衝動的な暴力行為の背景にパキシルのアクチベーション・シンドロームを疑ってみるなど、不可能だったかもしれない。

しかし、それでもなお、私には、おそらくパキシルの副作用によって引き起こされたと思われるこの出来事が、最終的に陽さんがI病院で暴行され、それが原因で死を迎えることになる、その分岐点になっていると思われ、悔やまれてならないのだ。

もしあのとき、医師がチラッとでも薬の副作用を疑っていたなら。もしあのとき、医師が陽さんの暴力を「病気」の症状としてとらえていなかったら。もしあのとき、抗精神病薬のリスパダールが陽さんに処方されていなかったら……。

リスパダール

そもそも人を殴ったことで、なぜ抗精神病薬の処方となったのだろうか。抗精神病薬というのは統合失調症の治療薬であるから、医師は陽さんを統合失調症と判断したということだろうか。

カルテを詳細に見ると、医師がそう診断していった変遷のようなものが浮かび上がってくる。事件のあった当日、病院を受診した陽さんに医師が「誰かに殴れと言われて？」と質問し、陽さんはそれを否定しているが、これは「殴れ」という幻聴を疑ってのことだろう。

さらに、医師は、引っ越し業者に対して「自分に嫌がらせをするみたいな、気に入らないような、そんな雰囲気がした」か？　と「関係念慮」を疑って問いかけ、陽さんの答えは「nicht」だったとカルテにある。「nicht」はドイツ語で「否定」の意味だが、それにもかかわらず、医師はその日のカルテの欄外に「schizophrenia?」と走り書きしているのだ。schizophrenia（スキゾフレニア）とは統合失調症のことである。

多くの精神科医は統合失調症という病気が頭から離れないようである。「ハンマーを手にしていると、すべてが釘に見える」と言ったのはアメリカの心理学者、アブラハム・マズローだが、統合失調症の治療薬をハンマーだとすれば、医師にはすべての患者が統合失調症に見えるのかもしれない。

姉によると、医師はこのときしきりに首を傾げていたらしい。幻聴も関係念慮も陽さんが否定したからだが、それでも、「知らない人を殴ったのだから、統合失調症だろう」と何とも不条理な理由から抗精神病薬のリスパダールの処方を決めたようだ。この薬を使うためには統合失調症という病名が必要だった。

こんな馬鹿馬鹿しい経緯によって処方されたこの薬が、陽さんには致命的となった。

2mg錠を一日二錠。三日分の処方であったが、服用一日目にして、首から顔面にかけてのけいれん、硬直といった症状が現れた。錐体外路《すいたいがいろ》症状である急性ジストニアが疑われる。ジストニアというのは「筋肉の異常な収縮状態」という、抗精神病薬の重篤な副作用の一つである。

抗精神病薬の主な作用は――統合失調症の幻覚妄想等の陽性症状は脳内の神経伝達物質であるドーパミンの過剰が原因であるという仮説から――ドーパミンを遮断することである。脳の黒質線条体という部分では、身体の運動の細かな調節を自動で行っている。これには黒質で作られるドーパミンが重要な働きをしているのだが、抗精神病薬によって遮断されることで、運動調節がうまくいかなくなり、錐体外路症状となるのだ。黒質の神経細胞が変性し、ドーパミンが作れなくなってしまう病気に、パーキンソン病がある。抗精神病薬の副作用である錐体外路症状を抑えるためにドーパミンの前駆物質等を含む抗パーキンソン病薬が使われるのはこうした理由からだ。

姉によると、突然の陽さんの変化に驚いた父親が主治医に電話をすると、医師は「水をたくさん飲ませてください」とだけ答えたという。服用中止の指示はなかったので、陽さんはその後もリスパダールを飲むことになった。

しかし、服用三日目の一二月二日。

市原T病院のカルテによると、午後二時頃、父親から「手が震えたり、首が少し曲がってしまうと電話があった」とある。このときになって医師は服用中止を指示し、後日受診するように伝えている。

しかし、同日、父親と散歩に出た陽さんは突然エビ反りになり、泡を吹き、苦しみだした。父親が救急車を呼び、二次救急病院へ搬送されたが、そのまま市原T病院に転送されている。

そのとき対応したのは主治医ではなく当直医であるが、陽さんの様子を「筋緊張強く、体をそらせている」とカルテに記している。その応急処置として、ピレチアというお定まりのパーキンソン病に使われる薬（抗パーキンソン病薬）を点滴し、陽さんは眠りについた。

この眠りについて、医師は「入眠（stupor か?）」と書く。「stupor」とはドイツ語で「昏睡」の意味である。

その後、医師から両親への説明で次のようなことが語られた。

schizophrenia が隠れているかもしれない。今の症状である緊張は side effect〔副作用〕と思うが、会話の中の、奇妙な理屈づけや頑なな態度は精神症状であろう。今後、治療は継続しなければならないが、副作用が出やすいようなので、合う薬を短期で見つける意味でも入院が必要になるかもしれない。Diag〔診断〕的にも、薬物投与の面でも非常にむずかしいケースということを理解してほしい。今後のことは担当ドクターと相談をしてほしい。

抗精神病薬のリスパダールの副作用である錐体外路症状を発症して、その手当てのために受診したのに、「統合失調症が隠れているかも」というコメントが両親に向けて、主治医でもない当直医の口から語られたのはなぜだろう。

三日前に引っ越し業者を殴って受診した際のカルテは主治医が書いたものである。そして、その日のカルテの欄外に「schizophrenia?」と走り書きした。つまり、当直医はカルテの欄外にあった走り書きを見ており、その先入観でもって陽さんを診、両親に説明がなされたということだろうか。

点滴が終了した後の当直医と陽さんの会話を見てみよう。


どう？）　少し良いです。

眠い？）　疲れてるのかも。

家で休める？）　休むより大事なこともある。

例えば？）　自分から動かずに、ボランティアっていうのか?!　のんびりする。

それが休むこと？）……ダメな自分がいて、治すために自分のわがままを見せつけたい。

誰に？）　いろんな人に。

それが自分を治すことなの？）　ハイ。


こうしたやり取りの印象として医師は、「思考が多少滅裂……表情うつろで、精彩を欠く」と書いている。そして、リスパダールの服用は中止となったが、代わりにプロピタン50mgが二錠、アキネトンという抗パーキンソン病薬が二錠、三日分処方された。

プロピタンは、古いタイプの定型（第一世代）抗精神病薬である。陽さんに処方されていたリスパダールは、新しいタイプの非定型（第二世代）抗精神病薬で、プロピタンのような定型抗精神病薬に比べて副作用である錐体外路症状の出現が少ないことになっている。にもかかわらず陽さんはリスパダールで錐体外路症状が強く出た。その陽さんに、さらに錐体外路症状が強く出る可能性のある定型抗精神病薬を処方している。プロピタンの添付文書（製薬会社が発行する薬の情報書）には、パーキンソン病の人には錐体外路症状が出やすいので「禁忌」（使用してはいけない）指定になっている薬である。

この薬剤の選択には大いに疑問を感じる。もっとも現在では、定型も非定型も副作用である錐体外路症状の出方に大きな違いはないという研究結果も出ているが、この当時「定型で錐体外路症状」は精神科医のあいだでは常識だったはずだ。

ともかく、陽さんはこの日はいったん帰宅となったが、当直医の「副作用が出やすいので、合う薬を見つけるための入院」という意見に従い、一二月六日に入院することになった。

この入院が陽さんにとって命とりとなる。

薬が増える

入院診断計画書によると、陽さんの病名は「対人恐怖症」となっている。病状としては、「敏感、被害的、困惑状態」とされ、さらに一二月一〇日付けの診断書では、病名は「心因反応」である。この二つの病名にどのような違いがあるのかわからないが、書類上では「統合失調症」の診断名は見当たらない。

入院形態としては自らの意志で入院をする任意入院であるが、陽さんは入院と同時に保護室に入っている。どんな理由で開放処遇制限（隔離）となったのか。その「同意書」によると、入室理由として「人間関係」の欄にチェックが入り、医師の手書きの文字で「一一月三〇日に傷害あり、緊張高く、要注意」とある。こうした理由で、その時点ではまったく粗暴な様子もないのに、「要注意」患者として陽さんは保護室に隔離された。「一一月三〇日に傷害あり」とは、もちろん引っ越し業者を殴った件のことである。

保護室入室後、陽さんは医師に不安を訴えた。帰宅したいとも告げている。精神病院の保護室にはじめて入ったのである。そこがいったいどういうところなのか。経験者から聞いた話では、「とても普通の感覚ではいられないような場所」で、そう恐怖心も露に語った人もいたほどである。病院によってはむき出しの便器と布団があるだけの部屋で、そこへの入室が深くトラウマになった人もいる。陽さんの中にも当然そうした不安が生じていたものと思われる。

保護室内では、「落ち着いてはいるが、やや緊張した顔つきで、無表情。動作もかたく、緩慢」といった印象を医師は記している。陽さんは医師に「なるべくちょくちょく来てくれるとありがたいのですけど……」と不安感から遠慮がちに要請している。

その言葉通り、陽さんは食事のために保護室からホールに出たところで「不安感↑、パニック様」になった。そして、すぐさま薬が増えた。二錠だったプロピタン（50㎎）が三錠になり、その他、定型抗精神病薬のウインタミン（12・5mg）が三錠、さらに抗不安薬のセルシン（5mg）が三錠、抗精神病薬の副作用である錐体外路症状に対しては、抗パーキンソン病薬のアキネトンが三錠、ベンザリンという睡眠薬と、定型抗精神病薬のヒルナミンがそれぞれ一錠。その他便秘薬が二種類という、急激な増薬である。

しかも二日後にはプロピタンは三錠から四錠に増え、ウインタミン三錠の代わりに同じ定型抗精神病薬のメレリル25mgが五錠に変更されている。前述の通り、いずれも錐体外路症状が強く出るとされているタイプの薬だ。

一二月八日の夜八時三〇分、看護記録によると陽さんは「また薬?」と看護師に問いかけた。看護師は一日に四回の服薬がある旨説明している。

同様のことは一二月一四日にも起きている。看護記録には陽さんが「1週間に30錠も飲んだら飲みすぎだよ」（実際には向精神薬だけで陽さんは一週間に九一錠飲んでいる）と言ったとの記載がある。表情が硬く、眼光も鋭い。治療のため飲まなければならないと看護師が説得すると、「それは言い訳だ」となおも拒薬の様子を見せた。

増薬が行われて二週間ほど経った一二月二〇日。陽さんは「ほとんど無動状態で〔ベッドに〕座っている」。声をかけられても表情硬いまま、目つきは鋭い。

この頃になっても相変わらず保護室に隔離されており、転室を申し出るが空きがなく、部屋が空かないことに陽さんは多少のいら立ちを見せた。「空かないというのはどういうことなんですか。押し込めるんですすか。新しい企画だな（苦笑）」と皮肉を言うが、医師はこう解釈する。

本人の言う内容は理解しにくいが、とにかく皮肉を言いたい、非難したい、自分の価値観（まとまっていないが）を守りたいという気持ちが伝わってくる。

続けて陽さんは

たぶんジョン・レノンだったら（ジョン・レノンの曲が流れたためか）「押し込めた」っていうでしょうね。昔、ジョンとポールのどっちがいいかって論争が……今の話はなしにしましょう。

一二月二一日。「家に帰りたい」と言う。そして、医師から「入院となった『大失敗』」について尋ねられたが、陽さんは「まったく引っ越し業者への暴力を思いつかない」。それでも医師の説明に「正直いって反省してます」と答え、医師が「何を反省しているのか？」とさらに尋ねると、「本を読んだことで……」と答えている。

医師の所見。

思考連合弛緩著明で、話がまったく深まらない。

思考連合弛緩とは、統合失調症の症状の一つで、話のつながりが悪くなり、これがさらに進むと支離滅裂な思考（滅裂思考）になると言われている。しかし、抗精神病薬やその副作用止めとして抗パーキンソン病薬が処方されている患者は同様の症状を呈することがよくあるのだ。

『抗精神病薬の「身体副作用」がわかる』（医学書院、二〇〇六年）の中で著者の長嶺敬彦《ながみねたかひこ》氏は以下のように書いている。

「最近の研究によれば、抗パーキンソン病薬であるビペリデン（商品名アキネトン）が、その抗コリン作用により、初期アルツハイマー病に認められる記憶障害とまったく同じ症状を起こすことがわかりました。つまり、抗精神病作用はなく、ＥＰＳ〔錐体外路症状〕を抑える目的でしかない抗コリン薬を併用することで、アルツハイマー様の認知機能障害を起こすことがあるのです」（一二一頁）

この記述から推察すると、引っ越し業者を殴ったことを思い出せない「記憶障害」は、陽さんに処方されていたアキネトンの副作用ではなかったのだろうか。抗コリン作用というのは、神経伝達物質の一つであるアセチルコリンが阻害されて現れる副作用である。これにより頑固な便秘、口渇、排尿障害、鼻づまりなどが起きる。認知機能障害を起こす抗コリン薬としては他にウインタミンやセルシンがあるが、どちらも陽さんに処方されている薬だ。

しかし、医師はそうした振り返りをしていない。それどころか――、一二月二二日。「思考障害が目立ち、会話にまとまりがない」ので、念のため脳の器質的精査としてＭＲＩ検査をある脳神経外科クリニックに依頼する際の書類に、主治医は統合失調症という病名を記した。それまでは「対人恐怖症」や「心因反応」という病名だったが、schizophrenia を怪しみ続け、ついにここではじめて書類上に「統合失調症」の文字が登場したことになる。

ジプレキサ

統合失調症が「既定の事実」となったからだろう。年が明けて二〇〇二年の一月四日のカルテには、「ジプレキサに try していく」という記述が見えるのだ。

ジプレキサというのはリスパダールと同じ非定型抗精神病薬である。リスパダールは飲んで最初の日に陽さんに急性ジストニアの症状が出た薬であるが、それと同種の薬ということだ。処方はプロピタンとメレリルという二種類の定型抗精神病薬に、ジプレキサ（５㎎）が加わり、その副作用止めに抗パーキンソン病薬のアキネトン、さらに抗不安薬のセルシン、睡眠薬のベンザリン、それに加えて今では製造中止となっているベゲタミンＢ（鎮静催眠が主な効能の三剤配合薬）が追加となった。

この日、一月四日のカルテには陽さんが、

食事のためにホールに出てもほとんど動かず、じっと座っている。声かけにも反応が鈍く、かなり時間が経ってから、ブツブツと消え入るような声で、「親……親……もう終わりにしたいから……」とつぶやくも、表情に変化はなく、顔はむくみ、黄ばんでいる。

と記録されている。

それにしても、一二月六日に入院してからまだ一か月も経っていないのである。カルテを追ってみて、驚くばかりのこの陽さんの変化の速さの原因を、どう考えればいいのだろう。

医師の書く「顔の黄ばみ」は、ジプレキサの添付文書によれば、「重大な副作用」として「肝機能障害、黄疸」が挙げられている、それではないか。医師はカルテに顔色が「黄ばんでいる」と書きながら、いかなる検査も行わず、ジプレキサの投与をその後も続けた。

しかし、服用して三日目、陽さんは三八度の高熱を出した。これはおそらく抗精神病薬の副作用である悪性症候群による発熱と思われる。

悪性症候群とは、厚生労働省が作成したマニュアルによれば、「高熱・発汗、意識のくもり、錐体外路症状（手足の震えや身体のこわばり、言葉の話しづらさやよだれ、食べ物や水分の飲み込みにくさなど）、自律神経症状（頻脈や頻呼吸、血圧の上昇など）、横紋筋融解症（筋肉組織の障害：筋肉の傷みなど）などの症状」が見られるという。高熱が持続し、意識障害、呼吸困難、そして脱水症状を起こし、急性腎障害へと移行すると死亡するケースもある、抗精神病薬の中でもっとも重い副作用だ。

そこでさすがにこの日からジプレキサの処方は中止となった。が、他の薬はそのままの処方が続いている。

また、医師がこの症状を悪性症候群ととらえていたかどうか、疑問を感じさせる点がある。というのも、一月一〇日の診察の際、医師は「風邪はどうですか?」と陽さんに質問をしているからだ。三八度の高熱を風邪による発熱と考えたのだろうか。それでもジプレキサを中止したということは、原因がジプレキサにあると考えてのことだろうか。カルテには「念のためジプレキサはやめておく」との表現が使われている。

発熱時、陽さんは尿検査をしているが、尿糖が(3+)という結果である。これは尿中にかなり糖が出ているということで、普通なら「糖尿病」が疑われるレベルの数字だ。ジプレキサの添付文書には「本剤の投与により、著しい血糖値の上昇」が見られる場合があると注意書きがある。つまり、「尿糖(3+)」もジプレキサの副作用ということだろう。

こうした症状はジプレキサを服用して三日目に出てきた。

考えてみれば、この入院自体、「副作用が出やすいようなので、合う薬を短期で見つける」ための入院だった。確かに医師は次から次へと薬を変え、「試している」ようではあったが、どれもヒットしない。そればかりかどの薬にも重篤な副作用が出てしまった。にもかかわらず、この医師は決して抗精神病薬の投与をやめようとはしないのである。

陽さんの熱はそれでも一日で解熱した。医師に「気分はいかが?」と問われて、「いいです」と答えた翌日の一月一一日、個室に空きが出たので、陽さんは入院して以来ずっと居続けた保護室からようやく出ることができた。とはいえ、この個室も鍵のかかる部屋である。そして、そこでまたしても事件は起こるのだ。

自殺未遂？

一月一三日。午後五時五〇分。大きな音がするので看護師が陽さんの個室に行ってみると、陽さんが床頭台《しょうとうだい》を何度も蹴り上げている姿があった。看護記録によると、看護師が制止して、なぜそのようなことをするのか理由を尋ねると、「イライラして」と陽さんは答えている。表情は硬く、息もかなり上がっていた。

看護師は不穏時の頓服薬であるセルシンを飲ませようと、薬を取りにいったん病室を出た。そして戻ってくると、「今度はベッドの足側の柵に首を入れ、ひっかけるようにしたあと、そのまま倒立するようにして前転し、床に倒れ落ちる」行為に及んでいた。

またしても理由を看護師が尋ねると、「死のうとして」と答え、それでも陽さんは看護師が持参した抗不安薬セルシン（5mg）二錠を素直に服用した。

しかし、看護師がこの出来事を医師に報告すると、すぐさま、隔離・拘束（体幹・両上肢）の処置がとられ、同時にオムツがつけられた。

医師からも、なぜこのようなことをしたのかと問われ、陽さんは「死ね、死ねという声?が見えた」と答えたと、「隔離・拘束の指示票」には医師の文字で書いてあり、隔離・拘束する理由は、「ベッド下に頭を入れ自殺を図ろう?とするため」とある。

また看護記録にも、「『死ね』というのが見えて、死なないといけないと自己暗示にかかった」と記されている。

医師は陽さんに「死ね」という幻聴があったと考え、一日分の処方は以下のように変更された。

> ウインタミン〔定型抗精神病薬〕50mg四錠、セロクエル〔非定型抗精神病薬〕25mg三錠、セルシン〔ベンゾ系抗不安薬〕5mg三錠、アキネトン〔抗パーキンソン病薬〕三錠、ベンザリン〔ベンゾ系睡眠薬〕5mg一錠、その他便秘薬三種類。

セロクエルはリスパダールやジプレキサと同じ非定型の抗精神病薬であるが、血糖値を上昇させる副作用がある。ジプレキサで尿糖が跳ね上がった陽さんにとって不適当な薬のように思われる。

セロクエルは最初75mg（25mg×三錠）から開始されたが、三日後には倍の量（25mg×六錠）に増量され、さらに三日後には100mg×三錠となり、またしても倍増となった。

セロクエルの最大処方量は750mgだが、使いはじめは50～75mgから開始し、徐々に量を増やしていくようにと添付文書にあるので、医師はその通りのことを行ったということだろう。

ベッドに座っている

自殺未遂のような行為のあと、陽さんは隔離・拘束状態となったが、二週間後には昼間だけ拘束が解除されている。

カルテには陽さんが医師や看護師たちとポツリポツリ会話を交わした様子も書かれている。たとえば、「楽しかったことは？」と看護師が尋ねると、「クラブ活動」と答え、さらに、「何？」と尋ねると、「テニス」といった具合に単語による返答が多いものの、「〔花の〕ポピーが好きなんです」「ミスチルが好きだった」など、感情面の表出もある。口数は多くはないものの、意思の疎通は十分にとれている状態だ。この頃陽さんは三七度ちょっとの微熱が続くが、アイスノン以外の処置はされていない。

そして、カルテや看護記録に目立つ書き込みは「ベッドに座っている」という文言である。看護師が「同じ姿勢で疲れないですか」と訊ねると、「座っているほうが楽なんです」と答えているが、看護師がそう改めて尋ねたくなるほど、陽さんはほぼ一日中「ベッドに座っている」状態が続いている。

これは明らかに抗精神病薬の副作用である錐体外路症状の一つである。抗精神病薬によってドーパミンが遮断されると、パーキンソン病と非常によく似た運動障害が生じることがある（パーキンソニズムという)。リスパダールで発症した錐体外路症状の急性ジストニアも薬剤性パーキンソニズムの一つである。黒質線条体のドーパミン神経が減少することで、震えや筋固縮、こわばり、仮面のような顔、アカシジア(じっとしていられない)という症状が現れ、さらに薬剤性パーキンソニズムには、アカシジアの対極にあるアキネジアという「無動」の運動異常が起こることもあるのだ。陽さんの「ベッドに座っている」はまさに「無動」の状態である。また陽さんには「筋固縮」という症状も出ていて、これらがのちのジストニアの悪化につながった原因の一つであることは間違いない。

しかし、二月八日のカルテによると、陽さんが「焦燥感がきた」「暗示にかかったようだった」と発言すると、医師はセロクエルの量を倍に増やした。セロクエルの増量は「漸増」のための予定の行動なのだろうが、医師は陽さんの「無動」を精神症状の悪化ととらえていたのだろう。

しかし、セロクエルが増量され600mgとなった翌日の二月九日のことだ。

陽さんはいつものように背中を丸め、ベッドに腰かけている。が、体の動きや表情に硬さが感じられたとカルテにある。体温が三七・二度から三七・五度と上昇。「身体、後方へ倒れ気味」。結局、セロクエルは600mgから400mgに減薬となった。しかし、かわりにレボトミンという、これまた古いタイプの錐体外路症状の副作用が強く出る可能性のある定型抗精神病薬が追加で処方された。

噴出する副作用

セロクエルが減薬になったものの、この日も「ベッドに座りじーっとしている」、さらに翌日も「じーっと座っている」との記載がある。

「自室ベッドに端坐位で過ごされている」「ベッド上に坐位ですごす。何もせず、不動である」「相変わらず端坐位をとっている」「いつものようにベッドに腰掛けているが、本日は本を読んでいる」……

こうした記述が延々と続くのだ。

夕食はゆっくりとながらも全量摂取しているが、この頃から、陽さんは首を後ろに曲げにくくなっている。看護記録には、「頸部後屈不可」とあり、さらに「両下肢〜足、浮腫著明」の文字がある。足のむくみの原因は医師の見立てでは、「末梢神経不全十一日中ベッドに腰掛けて、うっ血？」とのことで、血液検査が行われたが、異常は発見されなかった。

さらに、三月八日のカルテには、「頸を右後方に傾けることが多い」。つまり、ジストニアが少しずつ進行している可能性があり、医師はＣＴかＭＲＩ検査を検討している。

また、足がむくんだときの血液検査では異常はなかったものの、定期的に行われた血液検査の結果を見ると、CPKの値が高いことがわかる。CPK（クレアチンフォスフォキナーゼ）は心臓をはじめ骨格筋、平滑筋など筋肉の中にある酵素のことで、これらの細胞に異常があると、CPKが血液中に流れ出すため、高い数値を示すことになる。

陽さんの場合、この値が一二月から高い状態が続いていた。CPKの男性の正常値は、「三二～一八〇」とされているが、陽さんの場合、二〇〇以上のときが何回かあり、三月八日の検査ではなんと「一五七一」という値となった。

CPKが大きく増加している場合、もっとも考えられるのは横紋筋融解症だ。横紋筋融解症とは、骨格筋の細胞が融解、壊死することにより、筋肉の痛みや脱力などを生じる病態をいう。その際、血液中に流出した大量の筋肉の成分（ミオグロビン）により、腎臓の尿細管がダメージを受ける結果、急性腎不全を引き起こすことがある。原因としては、過度な運動、過度の飲酒、ウイルスや細菌による感染症、低カリウム血症や低リン血症、薬剤の副作用が考えられる。陽さんに当てはまるものといえば、薬剤の副作用である。

じつは、陽さんに追加で処方された抗精神病薬のレボトミンの添付文書には、二〇〇五年一二月二日付で改訂指示が出されている。それによると、「横紋筋融解症があらわれることがあるので、CK（CPK）上昇、血中及び尿中ミオグロビン上昇等に注意すること」が追記されているのだ。さらに陽さんに処方されていたもう一つの抗精神病薬であるセロクエルも、二〇〇九年一月九日付で、添付文書の「重大な副作用」の項に「横紋筋融解症」が追記されている。

この医師は、なぜこうも次から次へといろいろな抗精神病薬を使い続けたのだろうか。使う薬使う薬に過敏な反応を示すことはすでにわかっていたはずである。にもかかわらず、なぜこの医師は抗精神病薬の処方にこだわり続けたのだろうか。いや、やめるわけにはいかなかったのだ。薬はどうしても必要である。なんといっても統合失調症なのだから。

それでも、CPKが一五七一に跳ね上がったときは、さすがにレボトミンが中止となっているが、セロクエルはさらに減薬されたものの200㎎の処方は続いているのだ。幸い、三月一二日の検査では、CPKは二二八にまで下がった。しかし、首の状態が思わしくない。

医師に首のこと尋ねられて、陽さんは「痛くはない」と答えている。動かせるかとの問いには、「やれば、こうして（動かして正面向きにして見せる）、意識していれば」と答えたが、整形外科を受診し、検査を行った結果、「斜頸」との診断が出た。斜頸とは首が傾いていたり、ねじれていたりする状態のことで、この時点ではまだ原因の特定はなされていない。陽さんは首のマッサージとコルセットを装着することになった。

この頃の陽さんの発言をいくつか拾ってみる。

本当にゆっくりとしたペースで行かなきゃいけないんですけど、ときどき自分で焦っちゃうんですけど、そういうときは、頑張ろうと、頑張るっていうかリラックスできるように……。

今日は体が重くて。先生に言い忘れていたんですけれど、これ〔カラー〕してから始めはよかったんですけど、まだ四日しかたってないからアレなんですけど、イメージがわかないというか、進行がゆっくりとしているんでアレなんですけど。

今日は比較的調子が前向きで、良かったです。逆に調子がよくて、調子に乗っちゃったかなって。自分の中では、何かやってみようかなって。今日はいつもより人と関わる時間が多かったんでよかったです。

今日はちょっと疲れるんで、自分の気持ちがないというか、心理学的に言うと、全体主義をやろうと個人的にそうしてるんで……。また以前のようなまとまりのない思考が空虚に広がる感覚。

ジストニア

こうしている間も陽さんの隔離は続いている。

そしてカルテには相変わらず、「ベッドに同じ姿勢で座っている」の記述が目立つ。

三月二〇日。

11時、座っている。

14時、座っている。

15時、座っている。


三月二五日。

午後、いつものように座っている。

三月二七日。


11時、ベッドに座っている。やはり動作見られず。

14時、ベッドに座っている。無動である。

15時、自室にて座っていることが多い。


カルテや看護記録を見ると、この頃は薬を飲んで、あとはベッドに座っているだけである。

四月二七日、父親が面会に訪れた。

その際、「自分を責めるような発言があった」と父親は医師に報告している。自分は「ダメな人間」

と言っていたと。そこで父親は医師に「心のケアをしてほしい」と要望した。薬物療法はあまり効果がない印象であるとも伝えている。

父親と陽さんとの会話の中で、父親が首についていろいろアドバイスをすると、陽さんは、「あまりそういうこと、言わないで！　だんだん進行してるから怖い」と珍しく感情をあらわにした。母親に頼んで持ってきてもらったノートに陽さんは「僕は脱落者」と記した。

医師が「幻聴はあるか」と問うと、陽さんはこう答えた。

幻聴だと思うんですけど、そういうのはあって、女の人の声が多いと思うんですけど。ここから出ていきたいっていうか……。

焦る気持ち？

っていうか、ひがみみたいのが……。

なぜこうも医師は幻聴にこだわるのだろう。幻聴のあることが統合失調症の証拠でもあるかのようだ。もしそうなのだとしたら、念のためもう一度書いておくが、この市原T病院を受診した当初、治療を受ける前まで陽さんに幻聴はなかった。それが薬物治療を受け、入院をして薬が増えていく過程で幻聴らしきものが出現したのだ。

五月一一日には再び父親の面会があり、その際父親は「首が真下に曲がっている」と訴えた。医師からは国立T大学病院への検査入院が提案され、父親は納得した。

この頃から陽さんは「お尻が痛い」と言い出す。同じ姿勢でいたため、なんと臀部に褥瘡ができたのだ。熱も三七・一度ある。

五月一六日、この日のカルテには「緊張極めて強い」の記述があり、抗精神病薬がルーラン（4㎎）に変更になった。その他、睡眠薬や抗不安薬以外に、抗パーキンソン病薬のアーテンが六錠出ている。

ルーランは非定型の抗精神病薬であり、リスパダール、ジプレキサ、セロクエル、レボトミン同様、ルーランにも横紋筋融解症やジストニアの副作用がある。また、アーテンは前出のアキネトン同様、抗パーキンソン病薬であり抗コリン薬である。抗コリン作用は、前述の通り、初期アルツハイマー病に認められる記憶障害と同じ症状を起こすことが研究でわかっている。

その後、医師は薬物療法に不信感を抱きはじめた両親に対して、ルーラン4㎎の処方は、以前の処方に比べて量はかなり少なく、それも「さらに減薬中」と話し、そのあとでこう付け足すことを忘れなかった。


精神症状の悪化を考えていく必要もある。

つまり、今後もし病状が悪化した場合それは薬を減らしたためである、とあらかじめ牽制したというわけだ。

この入院は「副作用が出やすい」ため合う薬を見つけるのが目的だったはずである。両親には、この医師が副作用が出やすい陽さんに薬を投与することを怖がっているように見えたそうだ。にもかかわらず、この医師は最後まで抗精神病薬による治療を中止することができなかった。

野田正彰氏の意見書はこの病院の対応に関しても手厳しく批判している。一部を引用する。

「市原T病院受診当初より診断がでたらめであり、そのでたらめさに対応して、場当たりに投与された向精神薬の副作用により、大内陽の対人疎通性が悪化していったと推測される。（略）

まず、市原T病院の○○医師によれば、２００２〔ママ〕年9月20〔ママ〕日の初診において、『表情変化乏しく、反応鈍く、抽象的あいまいで、連合弛緩した言動が目立つ。関係妄想の存在が疑われる』と書いている。簡単な記述であるが、『連合弛緩』はBleuler〔ブロイラー〕がSchizophrenie（精神分裂病）〔ドイツ語。統合失調症のこと〕のもっとも特異的な思考障害として、鑑別診断の基本とした症状である。（略）『関係妄想の存在が疑われる』と書かれているが、その妄想内容は書かれず、関係妄想をもっているのではなく、なぜ『疑い』なのかも、書かれていない。

ともあれ上記の記述では、精神分裂病の診断が第一に選択されるにもかかわらず、『抗うつ剤投与で経過をみていた』と続く、でたらめな処方であり……（略）」

実際、野田氏を取材した際にも、野田氏は同様のことを発言した。それだけでなく、自身の書いた意見書（右記）を再び読み、ため息をついたのだ。

『抽象的あいまい』というのは精神医学の言葉ではない。それと、連合弛緩は思考の障害です。だから『連合弛緩した言動』という言い方もおかしい。概念の定義ができていないというのは、すでにこの医師の治療がどのレベルのものかを物語っています」

容赦ない言いぶりだが、一方で患者の話となると、野田氏の顔が温和になるのが印象的だった。そんな表情を浮かべながら、野田氏はぽつりとこう言った。

「このケースは、薬の投与をやめて、経過を見たら、だんだんよくなっていったんじゃないかな」

しかし、実際は、まったく逆のことが行われた。医師は次から次へと薬を変え、投与し続けた。

もう一点、野田氏が指摘したのは、陽さんの自殺未遂とされた行為についてである。既述の通り、それは新たにジプレキサ（抗精神病薬）が投与され突然中止となった数日後に起きている。もちろんそのとき陽さんは、他の抗精神病薬を飲んでいる。大きな音に驚いた看護師がかけつけると、陽さんが床頭台を蹴り上げていた。落ち着かせるための頓服を取りに行き戻ってきたときには、今度はベッドの柵に首を入れて回転しようとしていた。その後、陽さんは隔離、拘束。薬が大幅に増えることになったのだ。

野田氏は「こうした治療の進行のすべてが間違っている」と言い、こう続けた。

「抗精神病薬を飲むと副作用として、居ても立ってもいられない状態になることがよくあります。アカシジア（静坐不能）は本当につらい症状です。落ち着かない、苦しい、何とかしてこの状態から逃げ出したいということで、窓から飛び降りるとか、とんでもない行動に出る人がいます。この場合もそうでしょう。これは自殺衝動などではなく、もっと低レベルの問題です。神経学的なアカシジアという苦しい症状から逃れたいという、人間としてのごく当然の反応です」

そういう場合は、まず医師は患者に副作用について説明する必要がある。何の説明も受けていないから患者は自分の変化に驚き、不安になるのだ。つらい状態だが、すぐによくなると、医師は先の見通しを伝えねばならない。そして、見守り、何度も声をかけること。患者を安心させることがまず医師としてやらねばならないことなのだ。

「この場合、まったく患者を悪くすることしかやっていない」

切り捨てるように野田氏は言った。

ともかく、市原T病院のこの医師は自らが投与した薬によって生じたジストニアが手に負えなくなり、陽さんは五月三〇日に国立T大学病院へ転院となった。市原T病院には半年弱の入院だったが、この入院が陽さんにもたらしたものは混乱でしかなかった。

しかし、これだけでは終わらなかった。転院していった国立T大学病院での治療が、陽さんにさらにとどめを刺したと言ってもいい。

第三章　さらなる悪化への道

坂道を転げ落ちるように

二〇〇二年五月三〇日、陽さんは国立T大学病院精神神経科に転院となった。入院については陽さんも了解しているので、任意入院であり、承諾書に陽さん自ら署名している。

カルテの診断名は「精神分裂病の疑い」とある。さらに「頸部ジストニア、前屈著しく、正面視不可。体幹ジストニア、軽度の背屈。頸部ジストニアのため歩行にはたいへん時間がかかる」との記載がある。看護記録にも、両親と看護師に連れられて駐車場から病院内に入るまでに二〇分かかったと書いてある。しかし、会話はゆっくりとだが、疎通は可能であり、食事も「普通のペースで、全量摂取」している。

それが入院五～六か月後には、陽さんの状態は以下ように激変しているのだ。

10月24日。病棟内いたるところで制止〔精神医学用語として、うつ状態のときに見られる精神運動の低下をこう表現するが、この場面では「静止」の意か〕している。行動に移るまで時間かかり食事摂取量も低下している。（カルテ）

何をするのも時間がかかる。朝食はホールに出るのに1時間かかる。そして1時間かけてお膳の前に座るが、食事ゼロ。

10時から11時までホールに立ち尽くす。

11時〜廊下に立ち尽くす。

11時30分、男子トイレ個室に座りつくす。

昼食は2時間かけてごくわずか。声をかけても反応なし。（看護記録）

一〇月、国立T大学病院に入院してからわずか五か月の時点で、陽さんは一〇kg痩せて、身長一七八cmに対して体重は五〇kgにまで落ちていた。拒食傾向が強く、食べはじめても時間がかかり、量もごくわずか。そして、失禁をするようになった。

11月27日。固まる、ひっかく、嫌がる。制止していることが多く、着替え、食事などまったく自分からしようとしない。廊下で失禁。（看護記録）

そして、一一月三〇日、陽さんは国立T大学病院を追い出されるようなかたちで退院となるのだが、わずか半年の入院期間で日常生活の基本動作さえ満足にできないほどの変貌を遂げようとは、家族は想像もできなかった。

それにしても、これは病状の悪化だろうか。病気の進行か。さらにカルテを追ってみる。

思考障害

国立T大学病院へのこの入院は、主にジストニアの治療がメインだった。使われる薬も、これまでの治療で重篤な副作用を経験したことから、抗精神病薬は使用されなかった。

ジストニアは薬剤誘発性のものであるという診断で、治療方針としてはビタミンE１２００㎎、ダントロレンという筋弛緩剤を１５０㎎まで段階的に用量を上げていく方法がとられた。

このダントロレンという薬は添付文書の効果・効能の欄には「麻酔時における悪性高熱症、悪性症候群」と書かれており、ある精神科医（仮にS医師）の意見では「抗精神病薬や麻酔薬、高脂血症治療薬で起こる筋肉の自己融解に対して使われる治療薬」であり、陽さんに処方された目的である筋弛緩剤のような使われ方をすることもあるにはあるが、普通の使い方ではないという。ジストニアに使用するのは実験的な治療になるとのことだ。

その他、前病院から使われていた抗パーキンソン病薬であるアーテン10㎎と抗不安薬、睡眠薬などが複数処方されている。アーテンは前述の通り抗コリン薬でもあるから、記憶障害、思考障害の副作用がある。しかもアーテン10㎎は処方最大用量であり、このアーテンが陽さんに与えた影響は決して小さなものではない。そのことは医師も認識していたのか、カルテにその痕跡が残っている。

例えば、八月九日のカルテから。

訪室時、坐位のまま動かない。顔をゆがめ、何がしたいのか問いかけにもはっきりした返事がない。

「……靴……」

「靴をどうしたいの？」

「う～ん……ちょっと……」

「履き替えたいの？」

「う～ん……靴、替えたいんですけど」

「けど、どうしたいの？　替えたいの？」

「いや……う～ん……そうです」

こうした状態を医師は「思考途絶、思考制止〔うつ病に見られる症状で、頭の回転が悪くなり、判断が下せなくなる状態」も考えられるが、思考障害あり」と書き、八月二九日のカルテには次の記述がある。

精神症状に著変なし、依然陰性症状著明な状態。アーテンの影響で思考障害か？

陰性症状というのは、統合失調症の一つの症状で、感情表現が乏しくなったり、意欲が低下したりする症状のことを言うが、ベッドに座っていることが多いといった非活動的な状態や、反応の遅さを見て、統合失調症と信じて疑わない医師は、それを陰性症状と考えた。しかし、心の隅にアーテンの副作用を疑う気持ちもあり、それをカルテに記したのだろう。

九月二六日のウィークリーサマリーではさらに陽さんのこの状態の分析を医師は行っている。

活動性依然低下しており、終日臥床していることが多い。また呼びかけに対する反応も遅いが、人や内容によっては早くなるなど見られる。単純に陰性症状の影響では説明できない。考えられるものとして①場面緘黙　②陰性症状　③アーテンによる思考障害　④パーソナリティの問題ある。

しかし、一〇月三日のウィークリーサマリーでは、応答のレスポンスが悪く、活動も低下して、感情の平坦化、自発性の低下が目立つことから、医師は、「陰性症状と考えるのが妥当か？」という方向に流れてしまうのだ。

陽さんの内面をうかがわせる印象的な場面が、一〇月一六日のカルテに記されている。


病棟の入口の階段に来ると体でdoctorの手を振り払って、階段を昇って二階に行こうとする。

「どうして二階に行こうとするの？」

「おかしい」

「何がおかしいの？」

「学生になれるから」

「なんで学生になれるの？」

「また学生、続けられるから」


その後もこの階段に来ると、陽さんは二階に行こうと何度もしている。そこが大学へ戻れる入口と感じたのか、その階段が大学の校舎の階段の風景に似ていたのか。陽さんが大学を中退したことを深く悔いていることが伝わってくる。

医師もそのことは理解し、「発言内容は時に妄想的であるが、自身大学を中退したエピソードを相当悔いており、話す内容もそれに基づいていると思われる」とカルテに記す。

また、活動性の低下や応答の遅さに対しても、「本人が辛いと感じることややりたくないことをやらされる状況のとき応答がとくに遅くなる印象」と書いているのは、その他雑談のときなどは比較的スムースに答えられているからだ。結果、医師は「入院治療による退行とも考えられる」とも記す。

退行は小児の入院に関してよく言われることだ。小児の場合、入院による不安やストレスによって、依存的、拒否的、攻撃的になったり、退行現象が起きる場合があるという。陽さんはこのとき二四歳だが、確かに入院による精神への影響は無視できないものがあるだろう。前出、有我譲慶さんが指摘したように、患者の回復力を阻害しているのは、「もしかしたら病院という環境、精神医療という枠組みかもしれない」のだ。

それは、看護の質という点でも同様言えることである。たとえば、陽さんが薬を飲むことを拒絶したとき、看護師は「薬を口の中に入れ」ている。これはどう考えても「無理やり」入れているということだ。当然陽さんは「飲み込まず。しばらくして水ごと吐き出す」。その後は、「強引に入浴介助」とある。その後、自室に戻ったあと、立ち止まったままでいると、看護師は「そのまま立っているんですか」と挑発的な言葉をかけている。また、別の日の看護記録にはこうある。

ほとんど無言。動き自体は悪くないように思えるが、動き出すまでに非常に時間がかかる。介助で端座位へ。「いた、いた」と抵抗する。痛かったらきちんと自分で起きるように。あなたの薬でしょ、と強めに注意。
食事まったく食べず。「ずっとここに座っているの?」ときいたナースをにらんでいる。

介助で抵抗強い。食べ始めようとすると「トイレ」と言い逃げようとする。そのまま介助すると、途中で拒否。いったん介助中止としトイレへ行く。

痛いから「いた、いた」と言っているのに、それが「抵抗する」ということされている。また、看護師の思い通りに動かない陽さんを責めているような口ぶりもある。「介助で抵抗強い」のは、この看護師の介助を拒否しているからだろう。しかし、この大学病院の看護師にはその視点がない。すべて患者の「抵抗」であり、「症状」であり、「わがまま」としか受け止めていない。

I病院のあの保護室で暴行されるまでのあいだ、陽さんに施された看護が同質のものであったとしたら、彼の中にどれほどの怒りとあきらめ、不信と屈辱感が積もり積もっていたことだろう。

薬剤性パーキンソニズム

この国立T大学病院への入院はジストニアの治療のためだったにもかかわらず、ジストニアはいっこうに改善しなかった。アーテンを飲み、首にカラーをつけ、リハビリを行ったが、陽さんのジストニアは悪化の一途をたどったようだ。

入院して一か月半ほど経過した七月一六日のカルテにも、

ジストニア悪化。歩行も困難であり、入浴、食事など日常生活に関する自立が保てない。食事介助しても1時間かかる状態。

とある。看護記録にも同様の記述があり、陽さんはこの頃、食事、着替え、薬を飲む行為、すべてに時間がかかり、こんな陽さんを見て、看護師は「見るたびに悪化している」と書いている。頸部・体幹ジストニアのため、身体が思うように動かず、すべての動作に時間がかかるようになった。食事が摂れない。摂取量は半分になり、三分の一になり、やがて一割ほどになった。

さらに、トイレに間に合わなくなった。カルテや看護記録に「尿失禁あり」「朝トイレ前で大失禁」といった記述が増え、陽さん自身「失禁しました」とナース室に行くこともあった。

トイレに間に合わず、失禁、自力で更衣するも時間かかり、半介助する。トイレ誘導し、トイレ内で尿失禁。（看護記録）

二四歳の青年が尿便失禁を繰り返す、そのことが陽さんの精神にどんな影響を与えただろうか。想像しただけでも胸が痛む状況であり、このことが陽さんの精神症状の悪化に無関係とは思えない。プライドはズタズタだろう。受け入れがたい現実のため自閉的、逃避的になるかもしれない。この頃、陽さんは問いかけにも応答をしないことが増えている。

繰り返す失禁は体が思うように動かないからである。医師が「困ることは？」と問いかけると、陽さんは「体が不自由なことです。体がうまく動かないです」と答えている。その後も、同様の質問に、「今、体のバランスがあれなんで……バランスよくして」と、肉体的な問題を訴えている。しかし、医師はそのあとにこう記すのみだ。

食事は、食べられないというより、拒否的態度と考えられる。運動障害は頸髄病変の他、心因的要因も考えられる。

それだけでなく、医師は陽さんのジストニアの状態が思わしくないとして、一錠まで減っていたアーテンを五錠に増やした。

ダントロレンについて説明してくれた前出のS医師はそれについてもこう述べる。

「アーテンやアキネトンは急性のジストニアに使われる薬ですが、慢性ジストニアの場合は悪化させます」

このことは、厚生労働省が作る『重篤副作用疾患別対応マニュアル』にもある。陽さんのジストニアは薬剤性のものであり、大きなくくりでは錐体外路症状、その中のパーキンソニズムの一つである。厚労省のマニュアルによると、薬剤性パーキンソニズムの場合、抗パーキンソン病薬（アーテンやアキネトン等）は効果があまりないとされているのだ。

陽さんの活動性低下、「無動」の状態は市原T病院でジプレキサを投与されたあたりから出はじめた症状である。すでに半年以上も同様の状態が続き、さすがにこの頃になると医師も、その原因が精神症状以外にあるのかもしれないと考えたのだろう。福武敏夫氏（千葉大学医学部臨床教授・神経内科）に問い合わせた形跡があり、福武氏からの回答が短く、カルテに残されている。

前略　この種の鑑別はなかなか難しいことが多いです。最近ジプレキサで無動が主体のパーキンソン症状を出した患者が入院していました。

たったこれだけの文章だが、要は、精神症状なのか薬の影響なのか判別はむずかしいが、知っているところでは、ジプレキサの副作用によって、薬剤性パーキンソニズムとなり、「無動」状態になった患者がいたということだ。

福武敏夫氏について調べたところ、『神経症状の診かた・考えかた――General Neurology のすすめ』（医学書院、二〇一四年）という著書があるので、読んでみた。その中に「薬剤性パーキンソニズム」という項目があるので抜粋してみる。

「パーキンソン病と比較すると、薬剤性パーキンソニズムでは当初から寡動（動きが遅いこと）・無動が目立ち、症状が両側性に出現し、進行が速い。振戦は静止時よりも姿勢時（コップを持つなど一定の姿勢を保とうとするとき）に目立つ。抑うつ気分や焦燥感、静坐不能（アカシジア）のような精神症状がみられることもある。原因薬の服用開始から発症までの期間は数ヶ月が多いが、1週前後での発症から1〜2年経ての発症まで幅がある。通常、原因薬物の中止により1〜3ヶ月くらいで軽快する。ただし、一部の患者は〔原因薬〕中止後にいったん改善してもその後にパーキンソニズムを再び呈してくることがある。このような例は潜在的なパーキンソン病が薬物によって誘発・増強され、中止で一旦改善するが、病理過程の進行により本来の病像を呈してくると解釈できる」（同書一五三―一五五頁）

ということは、陽さんは薬剤性パーキンソニズムから元々その可能性を持っていたパーキンソン病を発症していたということだろうか。いや、その後の陽さんの状態を考えると、それは考えにくい。

ともかく、福武氏は「無動」について、統合失調症の陰性症状か、薬の副作用かの鑑別はむずかしいとしながらも、ジプレキサの例をあげているということは、陽さんの「無動」の原因を陰性症状によるものというよりも薬剤性とする見方に傾いていたのではないだろうか。

しかし、福武氏の回答を得たあとも、医師は陽さんの治療を見直すことも、「ジプレキサで無動が主体のパーキンソン症状を出した患者」について思いをめぐらせることもなかった。

磁気刺激療法

入院して三か月弱が経過した八月二〇日過ぎ。この頃から、陽さんの状態はさらに崩れはじめる。

ベッドの上に座っていることがますます増え、看護師が話しかけても無言、トレイに誘導するとそれを拒否し、オムツをのぞくと大量の尿。それについて医師は「陰性症状が前景に出ている状態」と書く。

九月二五日の看護記録。

発語ほとんどなく、寡黙。何か言いたそうに眼をきょろきょろするも言葉は出ない。夜、泣いていた様子。涙が見られるが語らず。

陽さんは首のことで絶望していた。以前、両親に「僕の首、こんなになって、もう結婚もできない……」と嘆いたことがあると言う。この絶望感も、陽さんの精神状態には大きな弊害をもたらしていたと思われる。

食事のために誘導されてホールに出てきても一時間ずっと立ったまま。テーブルに向かっても、何時間でも食べずに座り続けていたり、話しかけても応答に時間がかかったりしている。そのことについて医師は陽さんとこんな会話をしている。

「どうしてご飯食べないの？」

「食べたいけど、約束があるから。食べれない」

「どんな約束？」

「僕が悪いんです」

「どうして？」

「法則を作っちゃったから」

「どういう法則？」

「……」

「頭の中でいろいろな考えが浮かんできて、判断つかないの？」

「判断つかない」

このような会話から、医師は、

「奇異な言動」「幻聴の有無は不明だが、思考内容に関しては何らかの強迫観念 or 妄想もある」

「応答に時間かかり思考途絶あるのかもしれない。活動性の低下、感情表出の低下」


とカルテに記した。

食事が摂れない状況が続き、極端に体重が減少し、ジストニアもリハビリ等の効果が出ない。となると、大学病院という性格上、食事介助等のケアができない（療養型の病院ではないという病院側の理由）ことから、医師は両親に一一月末までの退院を予定している旨伝えている。家族が退院を申し出たのではなく、病院側から退院してほしいと口を切ったということだ。

最終的には、

陰性症状前景に出ている状態。本人語らないが、病的体験続いており、思考の混乱、途絶があるために応答に時間がかかったり、答えなかったりしていると考えられる。いずれにしてもスキゾ〔統合失調症〕に基づく精神症状強く出ている状態。

ということにされ、薬剤性パーキンソニズムの「寡動・無動」の可能性については、医師はもう考えようともしていない。

現在の精神症状続けば、ジストニアの改善は難しい。リスク覚悟でメジャー〔抗精神病薬〕再投与可能だが、どういう症状が現れるか予測不可能であり、それなりの決心をしなければならない。

と医師は両親に告げている。

医師は陽さんを「スキゾ」と断定し、以降、カルテには統合失調症の「陰性症状」という視点でのみ陽さんの状態は語られ、父親が転院先が決まらないことを理由に退院の延長を申し出ても受け付けず、最後にTMSによる治療を提案するだけだった。

TMSとは「Transcranial Magnetic Stimulation（経頭蓋磁気刺激）」の略で、一般的には「磁気刺激療法」と呼ばれる治療法である。磁気刺激によって脳を活性化させることで精神症状を改善させようとするものだ。

TMSはここ最近広がりを見せつつある治療法だが、二〇〇二年当時すでに国立T大学病院ではこれを取り入れていた。抗精神病薬が使えないということで、外科的な治療法に頼ったということだろう。TMSは保険が適用されず、費用は自己負担である。

一般的にTMSはうつ病を対象にしているが、統合失調症に効果があるのかどうか疑問に感じて調べてみたところ、二〇一五年に出されたコクランレビューで、TMSが統合失調症に有効かどうかについて述べていることがわかった。コクランレビューとは、エビデンスに基づく医療の提供を目的に、世界中で行われる研究についてその際に生じる研究バイアスを排除し、結論を批判的に吟味した結果をレビューとして発表しているもののことだ。

その結論によると、「現時点では、統合失調症の治療にTMSの使用を支持する強いエビデンスはない」である。

陽さんはTMSを一〇回受けたが、コクランレビューの結論をなぞるように、まったく効果は出なかった。医師はまるで義務をこなすかのごとく淡々とこの治療を終え、予定通り一一月三〇日をもって、陽さんを退院させた。転院先も決まらないままの退院で、以降陽さんは自宅療養となった。

年賀状

その後カルテは半年ほど空白の期間がある。陽さんの国立T大学病院の通院カルテは二〇〇三年六月一八日から始まっている。

通院が始まると、陽さんにはそれまで処方が控えられていた抗精神病薬（セロクエル25mg×三錠）が投与され、さらにジストニアの治療のためボトックス注射（ボツリヌス菌が作り出す天然のたんぱく質「ボツリヌストキシン」を成分とする薬を筋肉内に注射することでジストニアの症状である筋肉の異常な緊張をほぐす効果があるとされる）を受けることになった。その頃の陽さんのジストニアの症状はカルテによると「胸部にあごがついており、そこにくぼみができて、やや化膿」するほどの状態だった。

それでもこの年の暮れ、陽さんは昔からの友人たちに年賀状を出している。

> 二年間入院してやっと元気になりました。これからもよろしくお願いします。平成一六年元旦

自筆の文字は少し歪んでいるようだった。

小学校から高校まで同じ学校に通った友人、増田《ますだ》英貴《ひでき》さんも年賀状をもらった一人である。久しぶりの陽さんからの連絡にびっくりした増田さんはその翌日、同じように年賀状が届いた友人数名

に声をかけ、事前に連絡も入れず陽さんの家まで出かけていった。会うのは三、四年ぶりのことで、陽さんはじめ友人たちは二五歳になっていた。

増田さんが言う。

「ドアを開けて、おじさんが出てくると、昔と同じように、陽に会ってくれよと家に上がらせてくれました。そのとき、はじめて彼の首が曲がっているのを見て、私はまずその容貌に驚いた。で、これはいったいどうしたんだと思って、外に連れ出していいかと尋ねると、おじさんも本人もあまりいい顔はしませんでした。でも、この変わりように聞きたいことが山ほどあったので、連れ出したんです」

しかし、話はあまりかみ合わなかったと言う。共通の話題が出れば反応はするが、そのことを何度も繰り返すだけで、会話が盛り上がる感じではなかった。

「その後も何度か連れ出しました。海が見たいと言うので、海までドライブしたこともあります。でもやっぱり、会話は普通ではなかった」

それでも、数名で陽さんに会ったことで同窓会のような雰囲気が盛り上がり、集まって話すうちに、陽さんを元気づけようと、同級生で寄せ書きを始めることになった。全国に散らばった同級生には増田さんが中心となって、台紙を郵送した。寄せ書きの数は日に日に増えていった。

そうした流れの中、陽さんは出席できなかったが、実際同窓会も開かれた。もう一人の友人、小林佑史《こばやしゆうじ》さんはこう言う。

「二〇〇四年の七月に中学三年生のときの同窓会をやることになりました。でも、その日、陽君は行方不明になってしまったんです。昔、僕も含めて友人の多くが住んでいた社宅（陽さん家族は父親の仕事の関係で当時社宅に住んでいた）のあたりをウロウロしていたらしい。僕たちに会えると思ったのかもしれません。同窓会をやっているということが、彼を混乱させてしまった」

母親の話では、陽さんは国立T大学病院から退院した頃、ジストニアの症状がまったく改善しなかったことで、「死にたい、死にたい」と漏らすようになったと言う。「僕、何も悪いことをしていないのに、こうなってしまった。結婚もできない」そう言って、荷物の整理をしたりもした。

それでも、ときには前向きになり、布団を干したり、買い物に出かけたりすることもあった。年賀状を出したのは、ちょうどそんな時期のことだ。また、首が曲がってしまった体で、テニスの壁打ちをして、「すごくうまかった。あんな首でよくできるなって感心しました」と母親は言う。

国立T大学病院への通院が始まっておよそ一年後の二〇〇四年六月二八日。この日、父親が一人で予約外に受診し、カルテによれば、そこで次のようなことが語られた。

ある日電車に乗って出かけたが、目的地に行き着かないまま帰ってきた。出かけるときにやめるように注意すると、いきなり殴ってきた。そうしたことはひと月に一度くらいある。

この頃から陽さんは通院を拒むようになった。処方されたセロクエルは一錠から半錠に減らしても副作用で寝てしまうため、あまり飲みたがらない。そこで一〇日ほど薬をやめてみたが、調子がいいようだった。抗パーキンソン病薬のアーテンもやめていた。やめた直後、状態はぐっとよくなったとのちに母親は医師に語るが、どちらも一気に近い断薬の仕方だった。この種の薬は少しずつ減らしていく、そんなことは誰も教えてくれなかった。離脱症状は時間差で現れることがある。

一年近く経った二〇〇五年五月二五日のカルテには、一人で受診した父親が医師に陽さんの調子の悪さを訴えている。

> 2回、原因がはっきりせず〔家族を〕殴った。原因は現実に入りたくないのではないかと思う。ほぼ何カ月も家内の作った食事は食べていない。去年の8月過ぎに散髪に行って以来散髪していない。風呂もなかなか入らない。新しい千円札を受け付けない。

医師のコメントは、「入院適応と考える」である。

そして、陽さんは二〇〇五年九月一四日、再び国立T大学病院に入院となった。二〇〇二年一一月に強制的に退院させられてから、およそ三年後のことだ。

第四章　三度目の入院

解体型統合失調症

入院時の様子はカルテによると以下のような状態だった。

父、姉夫妻同伴にて来院。表情硬く、問いかけにもほとんど返答せず、時に応答するが、的外れであることが多い。自宅では食事もとれず、入浴、排泄もままならない状態であったという。時に不穏となり家族に暴力行為あり。連合弛緩を主とした精神状態。疎通が取れず、同意能力がないため、父親同意の医療保護入院とした。

処方された薬は、抗精神病薬のセロクエル25㎎が二錠、睡眠薬のロヒプノール1㎎が二錠、同じく睡眠薬のレンドルミン0・25mgが一錠である。

入院後、食事は主食が二口、副菜は半量のみで、ほとんど水を飲まないような状態だった。水分が不十分なため点滴が施され、保護室隔離となった。その際、陽さんは「点滴は嫌です」と拒絶し、また、点滴のために一時的に身体拘束となりカテーテルをつける際にも「尿道に管を入れるんですか？　やめてください」と、拒絶的ではあるが、反応はしっかりしていた。

それでも医師は、「こちらの言うことは理解されている様子だが、不適切な返答が多く、疎通は部分的」と考え、セロクエルを50mgから75mgに増量、さらに「ECTを行っていく予定」とカルテに記した。

ECTとは、Electro Convulsive Therapy の略称で、日本語では「電気けいれん療法」と呼ばれている。頭部に電気を流し、人為的にけいれんを起こすことで、脳の機能が改善するとされている治療法だ。

入院後、カルテには陽さんの「暴力」がしばしば記されている。


「看護師に暴力行為あり」「拳でベッドを思いっきり強打」「壁やドアを蹴ったり」「威嚇的」

このことから医師は陽さんの状態が前回の入院時より悪化しており、衝動的な暴力に注意するよう看護師側へも警戒を促している。カルテにはエクスクラメーションマーク付きで「前回と病態が変わっており、衝動行為見られる。Nsサイドにも警告を！」とある。そして、今後セロクエルを漸増し、父親にＥＣＴを行う予定である旨伝え、「断られたら『ここでは見られない』と伝えるしかない」と記す。

陽さんの「粗暴な行為」は、あくまでもカルテの記載によればだが、その後も続いた。医師に対しても暴力を振るったり、保護室内のベッドを半ば解体してしまったり。そのため医師は「法36条第3項に基づく拘束は、安全な治療環境の確立のためには遅滞なく行う必要」ありと判断し、陽さんは保護室に隔離されたまま、胴、両上下肢を拘束（いわゆる五点拘束）されることになった。

九月二六日には気になる記述がある。

相変わらず排尿なし。

それ以前、九月一九日にも「尿が出ていないんだってね」という医師からの問いかけがあり、「相変わらず」という言葉からも、陽さんは尿閉に近い状態であることがわかる。

セロクエルの添付文書には、副作用として「排尿障害、排尿困難、尿失禁、尿閉等」の記載があり、陽さんのこの状態はセロクエルの影響が疑われる。

尿道を拡張するバルーンカテーテルを挿入すると、「褐色の濃縮尿５００ml程度流出」したが、セロクエルの見直しはされていない。それどころか、医師は両親へ説明する際、現在使われているセロクエルがいかに少ない量かということを力説しているのだ。

「セロクエルは通常300～700mgの幅で使用されるもの」だが、この時点で陽さんにはまだ50mgしか出していない。「これでは効果は期待できない」と言うのである。

「病態から考えて、セロクエル700～1500mgくらいの強さが必要な印象だが、薬物には過敏症があるようなので慎重にならざるを得ない」〔が、〕「多少の錐体外路症状が出ても精神症状の鎮静を計〔ママ〕る方向をとらざるを得ないだろう」

陽さんの状態は「服薬、食事、飲水、排泄ができず」「衝動的な行為がある」というものだが、医師は「病状としてはかなり悪い状態」で、破瓜《はか》型統合失調症、あるいは解体型統合失調症とみて「ほぼ間違いない」と考えている。解体型とは、その名の通り、思考が解体し、まとまりのない言動が特徴とされている。陽さんの主治医は、ジストニアがひどくなろうが、尿閉になろうが、相当量の薬を使って、なんとしてでも統合失調症の症状を抑え、「鎮静」を図らなければならないという「臭いものには蓋」式の治療概念の持ち主なのだ。

ちなみに両親にセロクエル等の説明を行った医師、現在では某病院の院長になっているF医師について、姉は次のように語った。

「私はこの精神科医と会って、人格異常者だと感じました。薄ら笑いを浮かべて家族を馬鹿にした態度。私に暴言を吐き、医師とも思えない態度をとった」

ECT実施

一〇月三日のカルテによると、入院してから二〇日くらい経つが、言動はまとまらず、疎通はほとんど取れない状態で、食事は朝はゼロ、昼もそばと豆腐を皿の三割くらい。栄養は食事、点滴をあわせても不足している状態が続いている。

一〇月七日には教授回診があり、教授が陽さんの顔を覗き込み、研修医に「昏迷状態は声は聞こえているからね……」と説明している様子がカルテにある。顔を覗き込んだ教授は「昏迷状態かな」と首をひねっていた。

一〇月一二日。陽さんは相変わらず隔離され、胴・両上下肢拘束されている。

「気分はどうですか?」
「……モシロチョウの天ぷら……青虫……ファーブル昆虫記、神田の古本街、心斎橋……」
「どこか体で痛いところはないですか?」
体の方を見ているが返答なし。

「……昭和のてんぷら粉」
昏迷状態。単語の間に関連は認めるが、思考は解体している。

そして翌日には父親へ説明がなされた。この説明をしたのもF医師である。

これまでいろいろな薬物療法を行ってきたが、まったく効果がなく本当に統合失調症なのかという疑問もある。応答もちぐはぐなことをいう時もあれば、まともに答えることもあって、本人もある程度分かっているような気がするのだが。〔以前の治療で〕セロクエル400㎎くらいまで使ったことがあるが、効果を示さなかった。薬物療法で十分な治療ができない以上、ECTを選択せざるを得ない。また、現在行動の予想がつかないことで身体拘束されていることについて、管理上の問題もあるだろうが、それもかなりストレスになっているような気がする。

わざわざ「本当に統合失調症なのかという疑問もある」と記すということは、やはり陽さんの症状は統合失調症と診がちな医師から見ても「なにかヘンだ」と思わせるものがあったのだろう。にもかかわらず「ECTを選択せざるを得ない」とは、なんとしてでも症状をねじ伏せたいというF医師の願望のようなものさえ感じさせる。また、身体拘束がストレスとなり、それが精神状態に悪影響を及ぼしていることも認めているが、だからといって身体拘束が解除になるわけではないのだ。

一〇月一七日。予定通り、陽さんに第一回目の電気けいれん療法が実施された。行ったのはF医師。その後三日おきくらいに行われている。

実施されたのは、「両側電気けいれん療法」で、一一〇Vを六秒間通電。旧式の電気けいれん療法では、通電した際、全身にけいれんが起こるが、そのことで骨折や脱臼などの事故が頻発したため、現在では、全身麻酔と筋肉のけいれんを起こさせない薬を使用する修正型ECT（m－ECT）が主流である。

しかし、修正型とはいえ、あごが胸につきそうなほど強度のジストニアを抱える陽さんにECTを行ってよいものなのかどうか。国立T大学病院でもそこは考慮し、頸椎が癒合しているため頸部の伸展が可能かどうか整形外科と協議し、さらに気道確保のための挿管はジストニアのためにできないがバッグ換気（バッグを手動で操作する人工呼吸法）はできそうであるとの回答を麻酔科で得てから、ECTが行われた。

一〇月二六日。三回目のECTが実施された翌日の医師と陽さんの会話である。

「気分はどうですか？」
「Good です」
「眠れていますか？」

「よく眠れています」

「今日が何日かわかりますか？」

「……？」

「今日は10月26日です」

「9月じゃなかったかな……」

「昨日、手術室に行って電気の治療を行ったのですが、覚えていますか？」

「ん、ちょっと覚えていません」

「先日ので治療が3回終わったのですが、気分の変化はありますか？」

「ここ近年気分の変化はないです」

「誰もいないところで人の声が聞こえたり、ありますか？」

「以前あったけど今はないです」

「誰かが悪口を言っているような感じとかは？」

「サクラソウの季節。友だち」

「水を飲みたくない理由って教えてもらえますか？」

「水を飲むっていうのは……ちょっと……溺れるみたいで。視力が低下する」

医師のコメントは「思考途絶。返答に時間かかる」。

ECTが行われている間中、陽さんはずっと保護室に隔離され、身体拘束をされたままである。

F医師は一クール、六回が終了した時点で「疎通は改善傾向」と評価して、一一月二一日から二クール目を予定する。

しかし、母親は電気けいれん療法に対して懐疑的な意見を述べている。今回は効果があったかもしれないが、今後電気けいれん療法でそれを維持していくのは身体的な負担があまりに大きいのではないか。また、ずっと保護室に隔離されている状態で、人との関わりがほとんどないことが精神的によくないのではないか。

この指摘はもっともだが、F医師はただ母親の意見をカルテに書き記すだけで、治療（隔離、拘束を含めて）を見直すことはしない。

以下は、一クール目が終了した頃の医師（ここはF医師ではない）と陽さんの会話である。

「調子はどうですか？」
「与謝野晶子」
「君死に給うことなかれ？」
（無視）
「○○の痛みは？」
「今はないです」

「よくなったということですか」

「テーブルテニス」

「卓球？」

「テーブルテニス」

「やりたいんですか？」

「65キロあったときはできた。若葉マーク」

表情硬い。以前のように返答に時間を要する。連合弛緩、幻聴妄想が活発な様子。ECTの間が空いてしまっている。（保護室隔離、身体拘束）

予定通り一一月二一日に二クール目（全体としては七回目）のECTが行われた。しかし、「昼食はまったくとらず。ここ2日間くらいは特に量が少なかった。また連合弛緩著しい」状態である。

一一月二三日、父親が保護室で陽さんに面会した。一〇分ほどの面会時間だった。会話は成立するが、一方的でまとまりがなく、話題は過去のことばかり。入院前のほうが活動的であった、と医師に報告している。

その後陽さんは、「家に帰って井戸端会議」と言ったまましばらく沈黙。父親と面会したことをそう表現したものらしい。

一一月二五日、ＥＣＴ八回目。

一一月二八日、ＥＣＴ九回目。

一一月三〇日。

「あ、あの……〇〇〔地名〕のほうの……大学、大学の、その、……大学の、いやあの違うな……輪の中に入りたい」。思考途絶著しく、発語までに時間がかかる。内容も滅裂。表情硬い。

以前カルテには、一クール目と二クール目の間隔があいてしまったことが状態悪化の理由のように書かれていたが、これは二クール目が始まり、すでに三回終了した時点での状態である。今回、改善していない理由を医師はどう考えたのだろうか。カルテに記載はない。

一二月二日、ＥＣＴ一〇回目。

一二月五日、ＥＣＴ一一回目。

こちらの話す内容は理解されており、見当識もある。しかし発語の内容は滅裂。

一二月七日。

「昨日暴力振ったそうですね」

「……」

「昨日入浴したの覚えていますか？」

「ビリヤードの……ナインボール……自陣に……ボールを置いて……相手の……陣地にボールを置く……」

「何か声が聞こえてますか？」

「……やっぱりルールが……やってみないと……ここからは真剣に聞かなくていいですよ……行動しないと……」

入浴した際に、ナースステーションで待つあいだ、「腰掛けたら」と声をかけたナースを殴った、とカルテにはある。

以前と異なり、今回は特に誘因なく突然の暴力。自発語は多いが連合弛緩が著しく、疎通は不良。暴力行為について話ができる状況ではない。拘束はまだ継続せざるを得ない。

一二月九日、ＥＣＴ一二回目。

一二月一〇日。この日やってきた両親とＦ医師が面談をしている。母親は薬物に関してはかなり否定的な考えを持っているが、考えてみれば当然のことだろう。これまで薬物治療をやって、いいことは一つもなかったとの思いは拭い切れない。

今のセロクエル〔この頃は75㎎〕も効果がないのなら中止してください。薬は毒ですから飲まないに越したことはありません。以前〔この病院で〕アーテンという薬を出されて、そのときは動きがぎこちなく、会話も乏しく、行動もまとまらなかった。そのときの主治医は薬は続けてくださいというので。でも〔退院後〕こちらの判断で止めたら動きもよくなって会話もできるようになっていった。

陽さんはアーテンを飲んでいるときに思考障害のような状態に陥った。また、アーテンは遅発性ジストニアに対しては逆効果なのだが、母親はその副作用をはっきり覚えていたのである。

このとき、F医師は両親に電気けいれん治療のさらなる継続を勧めている。F医師から見て、自発語が増え、よくなっている印象なので、年内にあと二回行いたいと。しかし、まだ突然の暴力があったり、水を飲まなかったりするので、拘束と点滴は引き続き行う旨も伝えている。

自発語が増えているとF医師は言うが、確かに増えてはいるものの、自発語が増えることが改善と同意なのだろうか。たとえば、すでにＥＣＴを一二回受けた一二月一三日の医師との会話は次のようなものなのだ。

「おはようございます」

「はい」

「気分はどうですか？」

「設計監督がミスをしました」

「何の設計監督ですか？」

「……鉄橋工事とか」

「そうですか。ところで水は飲めていますか？」

「今は話したくありません」

「話したくないんですか？」

「ハイ」

中止

一二月一六日、ＥＣＴ一三回目。

そして一二月一九日、この日は一四回目を予定していたが、朝、父親から電話が入り、ＥＣＴの中止を申し出ているのだ。数日前に面会をしたが、改善しているようには思えない。電気という負荷をかける治療にも不安があるので、今日は中止してほしいと。

Ｆ医師は効果があると思うので継続したい旨伝えたが、父親の同意を得ることができず、ＥＣＴは中止となった。

中止が決まったその日のカルテには次のようにある。

昼食後、オーバーテーブルを外すのを拒否し、暴力的とのこと（ナースより）。〇〇、××２名のドクターで訪室。オーバーテーブルを外そうとすると端をつかんで離さない。わけのわからないことを口走る。オーバーテーブルを外し、上肢抑制帯をかける際、右手甲で〇〇の顔面を叩く（鼻出血）。
本日のＥＣＴ、今後のＥＣＴは両親の意向を受けて中止。本日よりデパケン投与開始。

薬物投与はセロクエル75㎎が続いていたが、両親の同意が得られず、その増量が行えないため、医師は抗てんかん薬（デパケンＲ２００㎎）での治療に切り替えたのである。

また、この日は母親が病院にやってきてＦ医師と面談している。母親としては、保護室に隔離されていることで、現実と切り離されているのが心配である。さらに「息子は薬の治療をするほどにだんだん悪くなっていくようで、本当に統合失調症なのだろうか」と医師に疑問を投げかけている。

それに対してF医師はこう答えた。

母親の言うとおり、本人の考えがうまく表現できないためコミュニケーションの障害となっていることは確かだが、これは統合失調症の症状の一つであり、つまりネットワークの障害から思考や言動のまとまりを欠く状態になっている。

母は薬物治療の失敗が現在の状態になったというが、現在の症状は典型的な解体型統合失調症の症状を呈している。他院で慢性的に入院治療をしている方と同じである。また稀に何十年も治療を受けず高齢化して病院に来られる方もいるが、その方も同様の症状を呈しており、薬の治療でこうなったとは考えられない。

現在の症状として、水分摂取ができない、突発的な暴力行為があることが大きな問題。点滴、尿道カテーテルの留置や身体拘束を継続せざるを得ない。

父と話し合って、このまま一時退院とするか、外泊で様子を見て判断するか、現状のまま薬物治療をするか、電気治療を継続するか判断してください。

そして最後に、F医師はこう突き放した。「ご家族が希望されてもわれわれにもできることの限界があるということもご理解ください」。

一二月二二日のカルテより。

「服の……赤い縫い目……刺繍が施してあって……長嶋茂雄の……が死んだ。どうも鏡餅のせいかもしれない、僕がシャドウピッチングをすると……打てない……キャッチャーミットに……」空笑あり。幻覚妄想が著しい。

陽さんは相変わらず、保護室に隔離され、胴・両上下肢を拘束されているが、拘束に関して、F医師は両親に次のように説明した。

短時間の解除でも暴力があったりするので現在は困難。実際研修医の顔に痣ができるくらいのこともあり、看護師に対しても暴力が頻回ある。

母親はカルテに記されたこの場面についてはこう語る。

「実際には、F医師はこう言ったんです。私だって部下がかわいいんですよ、ケガさせるわけにはいかないと。患者の家族を前に、何を言っているのかと思いました」

このとき母親は「暴力行為も入院により悪化している」と反論したが、入浴の際に看護師に対して突発的な暴力行為があったとして、結局デパケン（このときは同じ成分の別の薬で商品名はセレニカ）が８００㎎に増量となった。

放棄

この頃からF医師は、陽さんを診る意志を完全に失ってしまっているように見える。両親にしつこく退院を促していることがカルテに残されている。

理由としては「統合失調症の治療において抗精神病薬を使えない状況で、これ以上観察することはできない」からだ。さらにこのようなことも述べている。

こちらとしては、抗精神病薬の鎮静をしない状況で、暴力を甘んじて受けるということはできない。いくら精神科の専門であっても、暴力行為がある患者に対してその恐れに対策をとるべきであり、その一つとして薬物による鎮静と身体拘束を使っているが、鎮静をかけずに拘束を解除するのも難しい。

しかし、母親は、そもそも統合失調症という診断を疑問視しているのである。

〔母親は〕不適切な治療や投薬によって患者の症状が出現していると考えている。当初は統合失調症〔の症状〕はなかったのに、治療をきっかけに出現したという。担当医としては、現時点の症状を見て、診断基準に当てはまる場合にそう診断する。確かに現在の病状に至るまでの患者の心理的な部分は考慮されるべきだが、心理的な原因で現状を説明するのは難しく、それ以上の症状が出現していると考えるべきである。過去の経過も、例えば最初はうつ症状から出現しており統失の症状は見られなかったが、現在から過去を推測すると、これらのうつ症状は統合失調症の初期症状として考えられる。やはり現在の症状を見る限り統失の治療を進めるべき。

「不適切な治療や投薬によって患者の症状が出現している」という母親の疑問にF医師はまったく答えていない。ただ現在出ている症状を診断基準にあてはめて診断するというのだ。使われていたのがWHOが作った診断基準であるICD（国際疾病分類）なのかアメリカの精神医学会が作ったDSM（精神障害の診断と統計マニュアル）なのかカルテに明記がないので不明だが、こうしたチェック方式の診断基準を使って、症状のみで統合失調症と診断しているということである。

しかし、医師はその後、（すでに退院が既定事実となったからだろうが）、陽さんの拘束を解除しているのだ。それはまるで、拘束をしなければここまで状態が悪いのだということを両親に見せつける、これ見よがしのやり方だった。

一月二六日。

一般室隔離中。拘束はなし。連合弛緩著しく、疎通性は不良。看護師に暴力行為あり。食事、水分は必要最小限はとれている模様。

一月三〇日。

父面会。今日も午前中、特に誘因なく暴れていました。今の状態のままでこれ以上当科で診ていくのは無理です。病棟のスケジュールもあり、転院 or 退院をお願いします。

難治性統合失調症

こうして陽さんは二月五日、転院先もないまま、五か月弱入院した国立T大学病院を、前回の退院時同様、追い出されるようなかたちで退院となった。前回はTMS治療後、今回はECT治療後の退院である。

母親の主張通り、治療を行うたびごとに症状が重くなり、それでもなお精神医療は陽さんにこれでもかこれでもかという治療を続け、その果てに、抗精神病薬を飲まないのなら治療のしようがないとして患者を見捨てた。

もし、抗精神病薬の治療を両親が許可していたら、陽さんの状態は改善していたのだろうか。出ている症状を「抑えるため」には、陽さんに、どれほどの量の抗精神病薬が投与されることになったのだろうか。

それでも効果がないとなったら、あとは陽さんが退院となった二〇〇六年当時、日本ではまだ使うことができなかったクロザピン（抗精神病薬）の投与も十分ありえたはずである。現に陽さんがTMSを受けていた当時のカルテには、

ジストニアが起こりにくいのは、クロザピン、これが日本で使えないとなるとセロクエル

というふうに、この薬を検討した痕跡が残されているのだ。

クロザピン（商品名クロザリル）は難治性統合失調症の治療薬として日本では二〇〇九年に承認されている。しかし、この薬は新しい薬ではなく、過去にいわくつきの薬である。一九七五年、フィンランドにおいて発売後わずか半年で八例の死亡例を含む一六例で無顆粒球症という血液中の白血球の成分のうちの顆粒球が減少するという重大な副作用が報告された。そのことから、各国で一時販売中止、あるいは開発中止の措置がとられたのである。その後、一九八〇年代にアメリカで開発が再開され、日本ではこの致死的な薬を扱う医療機関、薬局、患者をすべて登録制にして厳しい管理を行うという条件のもとようやく承認されたという経緯がある。

難治性統合失調症（あるいは治療抵抗性統合失調症とも言う）とは、十分量の抗精神病薬を二種類以上規則正しく四週間以上服用しても症状の改善が見られない統合失調症のことをいう。そうした患者に対して治療の最後の手段として使われるのがこのクロザピンであり、電気けいれん療法である。

陽さんには電気けいれん療法を行ったが、効果がなかった。したがって、残るはクロザピンということだが、まだ承認されていない。医師は仕方なくセロクエルを選択したが、量が十分でないとして、両親にその旨、説明している場面はすでに書いた。

それにしても、そもそも難治性（治療抵抗性）という統合失調症とはいかなるものなのだろうか。

これについては、千葉大学の社会精神保健教育研究センター長だった伊豫雅臣《いよまさおみ》氏が二〇一三年に監修した本――『過感受性精神病――治療抵抗性統合失調症の治療・予防法の追求』（星和書店）に詳しく書いてある。二〇一八年現在、千葉大学病院精神神経科のホームページを開くと、この伊豫氏の薄く笑みを浮かべた顔を見ることができる。精神神経科の科長である。

同書によると、「治療抵抗性統合失調症」とはその約五割が「過感受性精神病」である。過感受性精神病とは、つまり薬剤性の精神病ということだ。抗精神病薬によるドーパミンD_2受容体の遮断率が大きすぎたため、人間本来の働きである恒常性保持により足りないドーパミンを補おうと、受容体の感受性が「過感受」となる。あるいは代償的に受容体密度を増加させ、足りないドーパミンでなんとかやり繰りしようとする。しかし、そのことで抗精神病薬への耐性が形成され、患者はさらに多くのドーパミン遮断薬（＝抗精神病薬）が必要になるという悪循環が生まれるのだ。結果、再発をくり返し、そのたびに精神病症状が重篤化していき、その症状から「治療抵抗性統合失調症」と呼ばれるようになった。

「過感受性精神病」とは薬剤性の精神病であるから、要するに「医原病」である。さらに、治療抵抗性の切り札の治療薬であるクロザピンの反応率は、この本によると、わずか四割。切り札というのにあまりに低い数字と言わざるをえない。

監修者の伊豫氏は次のように書いている。

「私たち千葉大学ではこのドパミン過感受性精神病の病態仮説を立てて治療法を提案し、その治療法が極めて有効であることを見出しました。（中略）我が国では抗精神病薬の多剤大量投与が指摘されてきています。我々の仮説では大量投与がドパミン過感受性精神病を作り出す、またはドパミン過感受性精神病が形成されてしまったために大量投与せざるを得なくなっているということを示すものとなります。自分自身の治療経験を振り返っても、患者さんを治すために正しいと思って行ってきていたことが、長期的にみると却って患者さんにはマイナスになっていたのかもしれないという自分たちの仮説の結果に当惑し、また残念に思わざるを得ませんでした」（同書ⅳ頁）

確かに医師は患者を治そうと懸命に治療を行っている。そのことは否定しない。しかし、それは「自分よがり」の治療になっていないだろうか。「患者さんを治すために正しいと思って行ってきていた」と伊豫氏は書くが、本当に「正しい」という確信があったのか、そこは甚だ疑問である。その治療は誰のための治療だったのだろう。治療を受ける患者のための治療でなければならないのは言うまでもないことだが、こう書く伊豫氏の言葉の裏には、自分たちの「与える治療」は常に「正しい」と判断してきた精神科医のおごりがありはしないだろうか。

一方、伊豫氏は潔くこう認めるのだ。「(自分たちのやってきたことが)長期的にみると却って患者さんにはマイナスになっていた」。

しかし、「マイナス」という軽いニュアンスの言葉で表現される現実は、あまりに重い。陽さんのたどった経過はまさにそうである。一度過感受になった受容体はそう簡単に元には戻らない。それを「マイナス」などという表現を使ってしまうところに、精神医療の鈍感さを思わざるをえない。すべての原因は、出てくる副作用を無視して、それを「病気」の症状とみなすところから発している。その結果としての多剤大量処方であり、過感受性精神病なのだ。

これは間違いなく、医療の責任である。

命と引き換えにしてもなお薬を使い続けなければならない症状など、あるわけがない。

第五章　統合失調症とは何だ？

診断

陽さんに長い期間にわたって付けられていた診断名は統合失調症である。

最初に入院した市原T病院では、「対人恐怖症」あるいは「心因反応」という診断だったが、医師は内心スキゾフレニア（schizophrenia 統合失調症）を疑い続け、結局、薬物治療もそれに沿った治療薬である抗精神病薬（最初はリスパダールだった）が使われた。

その治療は、陽さんの母親が指摘していたように、「不適切な治療や投薬」であり、結果として、それが陽さんを統合失調症のようにしてしまったと、陽さんの母親同様、私も考えている。

しかし、精神科医の多くは主治医同様、陽さんはやはり統合失調症であったと考える傾向にあるようだ。フェイスブックで陽さんの姉がこの事件について情報発信を続け、それを詳細に読んでいたある精神科医は治療経過についてコメントする中で、「僕は統合失調症の診断は正しかった可能性があると考えている」と書いてきた。前出のS医師である。

もちろん、統合失調症という診断だけが陽さんを最終的にI病院のあの保護室にまで追い込んだわけではないが、少なくともこの診断があることで、市原T病院や国立T大学病院の医師たちがそうだったように、治療の見直しという視点を失い、ひたすら投薬、あるいは磁気や電気という外科的な手段を使ってでも症状を抑えようとする方向に流れていった。

市原T病院のカルテには、そもそも陽さんが精神科を受診することになった出来事として、両親から語られたエピソードが残されている。重複するが、改めてここに記載する。

大学2年目（19歳）。夏休みの帰省時、両親から見て、本人の言動に不自然さが感じられるようになる。独特の感覚。自分の独自の世界に内向的になり始めた。自分の気持ちを表現するのに、不思議な図を描いたり、突然詩を書いて「この詩を理解してくれる人がいたら死んでもいい」等言ったり。バイクで旅に出て、何かを「感じた」から「帰ってきた」等。空想的になり、現実から乖離したような感じに。

このときは医師もすぐに統合失調症の診断はせず、「心因反応」等の診断名を使っているが、カルテを見ていくと、こうしたエピソードが、のちのち医師が統合失調症と診断する際の材料となったように思われる。

リスパダール服用で錐体外路症状を発症したとき対応した当直医は、陽さんを見て、「奇妙な理屈づけ、頑なな態度」とカルテに書き、スキゾフレニアを両親に匂わせた。

さらに初期のカルテには、父からの聞き取りとして、

話しぶりは以前から回りくどく遠まわり、ただ、昔はもう少し直接的ですぐ返事が返ってきたような気がする。

とある。また入院時の両親からの話として、

自宅でも強引な（病的な）理屈をつけて母と離れなかったり。「自分の葬式を出した」「母の最期を看取る」etc. 妄想的な言動ある。


と医師は書いている。実際には両親のどのような話をこう書いたのかはわからない。これは医師を通しての、医師の言葉で表現されたカルテの記述だ。

医師が陽さんを統合失調症と診断するためのエピソードは、この他カルテには見当たらない。当初陽さんに幻聴はなく、それは服薬が始まってからのことだった。パキシルで攻撃性、衝動性が高

まり「事件」を起こし、そのことで統合失調症が疑われて抗精神病薬のリスパダールが処方されることになった。

これに関してS医師はこう言う。「統合失調症でパキシルを投与すると症状が悪化することが多いのです。最初うつの診断でパキシル投与で悪化して統合失調症を疑ったというのは自然な診断の流れのように感じます」。（うつの診断はないが、パキシル処方からS医師はそう受け取ったのだろう。）

しかし、入院時のカルテには統合失調症ではなく「心因反応」と書かれている。S医師はこのことについて「奇妙」と言い、こう続けた。「普通、統合失調症を疑って心因反応と書くのは、家族に統合失調症という病名を告知したくないからです。しかしすでに告知しているわけですから、隠す理由がないわけで、あるいは本当に心因反応、対人恐怖症が正しい病名なのかもしれません」。

としたら、精神科の診断とはいったい何なのだろう。

兵庫県立ひょうごこころの医療センターで精神科医として勤務する小田陽彦《おだはるひこ》医師は、「精神科の診断は主観的、かつ根拠薄弱」と言う。

精神科診断において確定診断が下せる客観的な検査方法はほとんどなく、患者の語る主観的精神症状に基づいて診断を下さざるをえない。これが今の精神医学の大きな限界だ。その診断基準もDSMやICDなど複数あり、医師によって使う診断基準が異なる。専門家のあいだで診断基準の合意がとられていないからである。

小田医師はこう語り、さらに「根拠薄弱」については次のように説明した。「ごく少数の例外を除いて精神疾患は分子生物学的に根拠薄弱です。DSMやICDなどの診断基準の文言は、『このような状態が〝二週間〟以上続いたとき』などと書かれていて、いかにも科学的に見えますが、分子生物学的な病気が〝二週間〟などという社会的に決められた数字を認識するはずがありません。専門家たちが、『さまざまなご意見があると思いますが、ここはひとつ二週間ということにしておきましょう』と便宜上決めただけです。ゆえに、精神科の診断を内科や外科の診断と同じように客観的で分子生物学的に根拠確実であると誤解していると、一方的で不当な決めつけの原因になります。精神障害者と非障害者の境目はなく、私も含め誰も正確に診断することはできないのです」。

このように大きな限界を抱えた精神医学に基づいて診断と治療方針は決定されるのである。しかし、迷いを抱きながらもいったん診断を下してしまうと、多くの精神科医は、「一方的で不当な決めつけ」であるかもしれない診断のことを忘れてしまう。一度統合失調症と診断されると、以降、それ以外はなくなるのだ。

神田橋條治《かんだばしじょうじ》という精神科医がいる。現在は鹿児島県にある精神病院に勤務している。その神田橋氏がおもしろいことを書いている。

「『統合失調症』という病名には確たる確証がありませんし、本質としていくつかの『病』のとりあえずの寄せ集めであり、『変だけどよくわからない』に毛が生えた程度の確かさなのです。（略）『統合失調症』と誤診されるのは……よくわからないので屑籠に入れたのですが、患者や家族はそのことを知りませんし、当の精神科医も失念して診断が確定したと思いこんじゃったのです」（『こころの科学』一四三号〈二〇〇九年〉、一一四頁）

ともかく陽さんは、統合失調症を疑った医師によって処方されたリスパダール服用から錐体外路症状を発症した。続いて、入院中に処方された抗精神病薬のジプレキサで悪性症候群の高熱を出し、血糖値も跳ね上がった。そして、ついに自殺未遂のような行為に至ったのをきっかけに、陽さんへの処方は増えていくことになったのである。

結果、思考障害、認知機能低下、レスポンスの遅さ、無動、思考滅裂、コンタクト不能状態等々へ陥っていったが、医師をはじめとする医療関係者はそれを「病気の進行」ととらえた。なぜなら病気が「統合失調症」だからである。

精神科医の多くは統合失調症は不治の病と考えている。したがって治療を重ねても治らないという前提があり、薬物治療を続けつつ悪化したのは「治療が病気の進行に追いつかなかったから」と信じて疑わない。いや、そう自分たちに思い込ませる以外にないのだ。でなければ、自らの治療の過ちを認めることになり、統合失調症治療というせっかく登った山を下りてこなくてはならなくなる。

しかし、両親は陽さんの統合失調症診断を疑い続けた。

国立T大学病院を強制退院させられ、I病院に入院する前——二〇〇六〜二〇〇九年頃のこと、陽さんはⅠ病院に通院をしていた時期がある。その際、Ⅰ病院の医師は診断の見直しを行い、他院の医師への紹介状の中で、こんなふうに書いている。

私の印象としては、よくは私も知りませんが、アスペルガー症候群などの発達障害も一応は念頭において、経過を見直すべきかもしれない。

「よく知り」もしないのに、なぜ「念頭におく」ことができるのか不思議であるが、ともかく、医師は陽さんを、診察した際の印象から、統合失調症ではなくアスペルガー症候群の可能性もあると、診断を見直す努力をした。

アスペルガー症候群とは、現在の診断名では「自閉スペクトラム症」に分類されるものだが、大まかに言えば、社会的な相互コミュニケーションの障害と、反復的、限定的な関心興味の持続によって特徴づけられる脳機能の障害と定義されている。遺伝的なものと環境的なものとが要因となるとされているが、この医師が陽さんのどのような状態を見て「アスペルガーを念頭におこう」と考えたのかは不明だ。

ともかく、二〇〇六年に書かれた紹介状にはこの診断名が登場し、二〇一一年九月一五日にⅠ病院に入院したときのカルテには、正式に診断名として「**広汎性発達障害**」（現在では「自閉スペクトラム症」）の文字が見える。

正直、この期に及んでの感は否めない。この診断が正しいとしたら、それまでの統合失調症としての治療はどうしてくれるのだと言いたくなる。確かにI病院での薬物治療はこの診断があったために睡眠薬と気分安定薬を主剤とし、抗精神病薬が使われることはなかった。しかし、治療途中で陽さんの状態に懸念を抱いた医師は、

人格水準の低下あり、Sの可能性は否定できない。慎重に抗精神病薬を使用してみることを検討。

とカルテに書き、年明けにもセロクエル（抗精神病薬）を使用するつもりだったのだ。一月一日に事件が起きたため、それが実行されることはなかったが、結局医師の診断は統合失調症へと逆戻りした。では診断の見直しを行った意味はどこにあったのだろうか。

診断は「根拠薄弱」ゆえに水物にならざるをえない。一方、治療薬はほぼ診断名によって決められる。としたら、多くの場合、患者にいかなる同意を得ることもなく、病気の「仮説」に当てはめて作られた薬を――いや実際は、薬が先にあり、病気の仮説はその薬の作用に合わせてこしらえられた――医師の「ヤマ勘」で処方しているということだ。それが精神科の薬物療法の現実である。

別の見方

陽さんの主治医になった医師たちがそうだったように、陽さんの状態から「統合失調症の診断が正しい」と考える精神科医は多い。既述の通り、S医師もその可能性について言及している。

S医師は関西地方の精神病院の名誉院長である。年齢は古希ほどか。

S医師がコメントに「統合失調症でパキシルを投与すると症状が悪化することが多い」と書いたことには触れたが、これに対して私は同じくコメントで「それはパキシルのアクチベーション・シンドロームではないですか」と質問してみた。すると以下の返事のコメントが入った。

「統合失調症でなくてもパキシルで暴力を起こすことはかなりの頻度であります。パキシルで暴力を起こしたからといって統合失調症を疑うことはできません。他の症状が必要です。この点では野田氏の記載〔野田氏の意見書のこと〕でも統合失調症を疑う症状があったようです。だからといってこの事例が統合失調症であったと言っているわけではありません。経過として自然な診断であったと言っているわけです。それが正しかったかどうかは別問題です。その後メチャクチャな治療ですから、本来の病気がなんであったかはわかりません」

少し意見が変わってきたように感じるが、もちろん陽さんを実際診察したわけではないので、いかなる断定もできないということだろう。それでも統合失調症の「可能性はある」という意見を捨てているわけでもない。パキシルで悪化する例は統合失調症でよく見かけるが、悪化したからといって統合失調症であるとは断定できない。精神医療で白黒はっきりさせることには無理がある。それを十分わきまえた上での文章であろう。

こうしたやり取りの前だったか、私はS医師にメールにて、I病院のような事件が起きた背景にはどのような精神医療の問題が考えられるかと質問をしたところ、以下のような返信をいただいた。そのまま掲載する。

「この事件はI病院だけでなく、最初（市原T病院。実際は二度目）の精神科受診、続いて治療した国立T大学病院精神（神経）科がでたらめな治療を行ったものだと考えています。手元に資料がないので的確な答えは今出せませんが、これまで見てきたところ誤った治療が次々と行われていったと思いました。最初の診断、治療からして間違いである可能性が強く、最終のI病院は、人権擁護や非暴力対応の院内研修を行っていません。最初から最後まで精神医療として失格であるというのが僕の考えです。残念ながら現在の精神医療は多くの場面で非人道的治療が行われています。それが簡単にはなくならないであろうとも思っています。しかし、一方で正しい医療が行われ、多くの患者さんが救われているのも事実です。サイエントロジーには賛成できません」

サイエントロジーとは、一九五四年、ロン・ハバードにより創設された、アメリカのロサンゼルスに拠点を置く新興宗教団体のことである。この団体は精神医学に対し徹底した批判を繰り広げており、多くの精神科医とは対立関係にあるが、S医師がわざわざ最後にこう書くことに、私はちょっと違和感を覚えた。S医師は続けて、

「多くの臨床家がどう考えているかという点では、この事件の治療や処遇は間違っていると考え

ていると思います。そう思わない医師も一部にいると思いますが。しかし一方で日々薬物療法に抵抗する患者家族の説得に苦労し（その一部は医師側が明らかに間違っていると思いますが）、精神医療を批判する人々を苦々しく思ってもいる精神科医が大半だろうとも思います」

サイエントロジーに触れたのは、精神医療批判への批判であった。さらにS医師は、

「多くの患者家族が『心の問題は薬物で治療することは出来ない』とか『精神科の薬はいったん始めたら止められない麻薬のような薬である』と信じておられるのですね。そのために治療が手遅れになる場合がしばしばあるのです。精神病院の中に沈殿している重症患者さんの中には、『もっと早く薬物療法をしておればこうならずにすんだであろう』という事例も多々あるのです。従って患者さんや家族に薬物療法が必要であると説得するのに苦労することは日常的にあるのです。

しかし、薬物療法が必要であるという医師の判断が間違っていることも多々あるわけですね。例えば神経症圏の疾患にベンゾを使うことは明らかに間違いですけど、それが正しいと信じ続けられてきた。統合失調症や内因性うつ病には薬物療法が必要です。問題は誤診の可能性がかなりあることです。軽症うつ病には、そもそもうつ病でないケースが数多く含まれている。だから軽症うつには薬物の有効性は確かめられていない。しかし、多くの精神科医は抗うつ剤で治療しようとします。多くの精神科医は薬物療法が正しいと信じているから薬で治療しようとする。しかしその信念はしばしば間違っています。そしてその間違った信念につけ込もうとする製薬メーカーや御用学者がいて、そういう医師が薬屋に支えられて多くの論文を書き偉くなっていく、マスコミでも発言権が強

くなるわけです」

S医師の言葉は少々婉曲的で解釈に苦労したので、重ねて尋ねてみたところ、次のような答えである。

「一番のポイントは、統合失調症は非可逆的に悪化する疾患なので手遅れにならないうちの薬物治療が必要であり、薬物治療が必要である患者さんがいることを否定すると、適切な治療が受けられない被害者を出すことになる、ということです」

早発性痴呆

統合失調症はかつて、ドイツの精神科医であるエミール・クレペリン（一八五六－一九二六年）によって「早発性痴呆」と命名された。これは、思春期頃に発症し、発症時には知的能力は障害されていないが、段階的に低下し、最終的に痴呆による精神荒廃（人格破綻）に至る進行性の精神疾患であるというとらえ方だ。一〇〇年以上前に言われたこの疾病観は、じつは現在でも多くの精神科医が胸の内に秘めている。したがって、S医師が言うように、「統合失調症は非可逆的に悪化する疾患」であり、「精神病院の中に沈殿している重症患者さんの中には、『もっと早く薬物療法をしておればこうならずにすんだであろう』」という見方も出てくることになる。

しかし、少なくとも陽さんの例では、彼の治療が手遅れだったとは思えないし、病状が「進行」

しているように見えたのは、多くは薬の副作用、あるいは精神医療のシステムそのものにあったということを明らかにするために、私はここまでカルテを使って論を進めてきたつもりだ。

スイスの精神科医だったオイゲン・ブロイラー（一八五七－一九三九年）は、クレペリンの「早発性痴呆」を改名し、一九一一年に著した『早発性痴呆または精神分裂病群』の中で「スキゾフレニア」という用語を創出した人である。早発性痴呆と精神分裂病の主な違いは、精神分裂病は、「必ずしも精神荒廃の予後ではない」「思春期以外の年代でも発症する」「痴呆というより思考、言語、認知領域に及ぶ精神機能の統合性の障害」であり、こうした定義の転換によって統合失調症の疾病概念は大きく広げられることになったのは事実である。結果、過剰診断へとつながることになったが、ブロイラーの統合失調症観は、予後不良とする運命論的な「早発性痴呆」よりはるかに明るいものだ。

雑誌『統合失調症のひろば』（二〇一三年秋号）には精神科医の高木俊介氏の文章、「抗精神病薬の神話」が掲載され、その中で高木氏は次のように書いている。

「ブロイラーは、統合失調症の予後について早くから言及している。（略）つまり、

①平均的には本症は発病後五年以後はもはや悪化することはない。

②多くの患者は発病後何年も経過してもなお改善を示し、時には何年もの後に再び健康となることもある。

③発病後五年間またはそれ以上経過した後にも、患者のおよそ三分の一はなお急性の改善と悪化

を示す。五年間に多少とも安定した状態に達した人のうちのおよそ三分の一は持続的に治癒し、三分の二は慢性の障害を示す。この後者のうち約四分の一のみがきわめて重症の慢性精神病にかかる」(同誌一六七頁)

これは薬物療法が始まる以前の話である。薬がなくても、多くの患者が五年以降改善していくというのである。もちろん、疾病概念の解釈が拡大すれば、軽症までカウントされるようになるから、予後がよくなる確率が上がるのは当然だ。ブロイラーがいう「この後者のうち約四分の一のみがきわめて重症」が、クレペリンのいう「早発性痴呆」に相当する一群だとしたら、もしかしたら現在の精神医療は、ブロイラーのスキゾフレニア概念で患者を診(過剰診断)、進行する病気という早発性痴呆概念で治療を行っていることになりはしないだろうか。

高木氏は続けてこんなふうに書いている。少し長いが引用する。

「これ(ブロイラーの予後についての意見)を虚心に読むならば、現代の私たちには驚くべきことである。私たち専門家は、おそらく市民向けの啓蒙的な講演などでは、統合失調症という病気は『適切な治療』によって多くの患者が社会復帰できる病気であると述べる。しかし、そう言いながら、実際にはそこまで楽天的には考えていないことが多い。精神病院に長期に入院している慢性の統合失調症の人たちの病棟を日々騒がすその病的な振る舞いと、何年も続く変わらない生活をみていると、私たちは頭の片隅で、あのクレペリンの『早発性痴呆』というイメージをぬぐえないままでいる。そして、現代の患者がクレペリンの言う悲惨な『荒廃状態』にまでは至らず、精神病院の病棟で静かに過ごせているのは、自分たちの進歩した薬物療法と、クレペリンの時代に比べれば明らかに改善した治療環境のおかげなのだと思い込んでいるのではないだろうか」(同誌一六八頁)

この論のあと高木氏は「統合失調症の長期経過と抗精神病薬の影響」について論考を進め、結論としてこう書く。

「抗精神病薬は、予後の改善については期待されてきたような効果はない。逆にその副作用などを通じて、統合失調症の予後をかえって悪くさせている可能性がある」(同誌一七一頁)

誰でも信じているものを放棄するのはそう簡単なことではない。疾病観にしても同じことだ。一度植え付けられた恐怖はなかなか拭えない。

私はもう一点、S医師に質問してみた。

「リスパダールを少量飲んだだけで錐体外路症状を発症するくらいに薬剤に敏感な体質の患者に対して、統合失調症という診断をした場合、どのような治療法があるのでしょうか」

答えはこうだ。

「リスペリドン(商品名リスパダール)で危険な錐体外路症状が出たわけですから、そのときの選択肢はクエチアピン(商品名セロクエル)、あるいは精神症状が重症ならばECT(電気けいれん療法)でしょう」

S医師はさらにこう続けた。

「ただECTはうつ病では有効ですが、統合失調症では有効なことも悪化させることもあります。薬なしでECTで経過を見ていくというのは選択肢としてあったと思いますが、実際は悪化したわけですから、選択肢としてなかったということになります。さらに抗精神病薬は身体に蓄積し、半年くらいは抜け切りません。少なくとも三か月は中止してみるべきでしょう。精神症状が悪化しても薬の中止で頑張るべきでした」

では、S医師が実際陽さんの最初の治療に当たった場合、どのような治療を行うことになるのだろう。治療というのは「あとから考えれば」というのはありえない世界である。先の見えない「現時点」において、確たる診断も不可能な中、それでもあえて診断を下し治療を行うのが医師の務めであり使命である。だしたら、精神科医とはある意味で「超人的」な技を要求される職業とも言える。

ある精神科看護師の闘い

医師は薬の影響という判断材料の引き出しを閉めたまま、そのとき出ている症状のみで診断を下すことが多い。副作用を病気の症状ととらえ、それを抑えるためにさらに薬剤を投与する。だが、そうした治療で患者は絶対に快復しない。それどころかさらなる薬剤性の問題を抱える結果となる。

「こうした例を嫌というほど見てきました」

そう言うのは、大阪の精神病院で看護師をしている田邉《たなべ》友也《ともや》（39）さんだ。

「たとえば、ボーダー（境界性人格障害のこと）と言われた五〇代の女性がいました。でも、それは結局のところ、脱抑制（衝動や感情を抑えることが不能になった状態）です。なぜボーダーのような精神症状が出るようになったのか、時間経過の中で正確に服薬歴を追っていけば、いろいろなものが見えてきます。この人の場合、そもそもの入口がうつで、そこから安定剤を飲むようになりました。肩こりを治すために飲んでいた友だちから『安定剤』という軽い言葉で勧められて飲むようになったそうです。しかし、一〇年も飲み続けたところで、ちょっとおかしくなってきた。しょっちゅうオーバードーズをして救急車で運ばれる。そのときに僕が『飲んでいる薬、教えてくれる？』と尋ねたら、『いや、軽いのしか飲んでないですよ』という返事。『軽いのって何？』と聞くと『デパス（チエノジアゼピン系抗不安薬）とハルシオン（ベンゾ系睡眠薬）』。飲んでいるほうも薬のことを重くとらえてないし、周囲も薬は悪いものだととらえてない。医者が出す薬が原因で脱抑制になって、オーバードーズをやっているなんて、誰も思わないんです。でも、ボーダーのような症状は、明らかに薬を飲みはじめてから出た症状です」

ベンゾジアゼピン受容体に作用するデパスやハルシオンといった薬は副作用として脱抑制を起こすことがある。しかし、飲んでいるほうも処方するほうも「軽い薬」という認識で、まさか他の病気を作るほど重い副作用のある薬とは考えていない場合が多い。

薬が現在の症状を作っている——その認識を持っている医療者（医師、看護師、さらにはケースワーカーも含めて）は、私が取材した範囲でもかなり限られた人である。基本的に、精神科医は薬物療法を信頼しているし、精神疾患には薬は必要だと信じている。

田邉さんが関わったその女性は、医師と連携しながら田邉さんが中心となって減・断薬し、その後体調が改善。退院して今では働いているそうだ。

しかし、薬物療法を盲信する医療者は、減薬をして状態がよくなるとは考えない。薬は飲むもの、なぜなら「病気」なのだからという考えを持つ医療者が圧倒的に多い。医療者だけでなく、家族もまた「病気」ととらえて、薬は絶対に必要なもの、それでも改善しないのは、そういう病気だからと患者の快復をあきらめてしまっている。また、薬を減らすことで病気が悪化するのではないかという不安も減薬を躊躇させる。実際薬を減らすと離脱症状が出て、確かに一時的に悪化するので、それを病気の再燃ととらえられる。離脱症状なのか、病気の悪化なのかの見極めは非常にむずかしいが、減薬をして離脱症状を疑う医療者が少ないのは事実である。そのため、服薬は必須という方向に流れていく。

田邉さんはさらに次のように続けた。

「統合失調症ということで閉鎖病棟に二〇年くらい入院している女性がいます。長期入院のケースで、こうした場合、まずやるべきことは『情報の整理』です。今は統合失調症という診断になっていますが、いろいろ聞いてみると、そもそもきっかけは産後のひだちが悪く、精神的に不安定になったということ。二〇年前のことですから、誰もその時点のことまで振り返ろうとせず、現在の診断である統合失調症ということでその患者を見ている。既成概念から抜け出せていないんです。

一度統合失調症という診断が下ったら、もう統合失調症以外想像もできない。で、僕はそういうとき主治医にはっきり物を言います。『先生、この人の場合、統合失調症ではなくて、入口は産後のひだちですよね』と」

考えてみれば、陽さんの例がまさにそうである。

それにしてもこの日本の、医師と看護師という医療ヒエラルキーの中でそのようなことを医師に指摘できる看護師もいることに、私はまず驚いた。が、田邉さんは平然と、

「看護師はもっと医者と議論する必要があると思います」と言う。

「看護師の役割は、医師の指示のもとに診療の補助と療養上の世話をするとされています。看護師は『医師の指示のもと』というのをすごく教え込まれていますから、指示のもとに薬を出されたらこれを飲ませるのが看護師の仕事と思うわけです。しかし、もう一つの『診療の補助』というのがあります。それはたとえば、わけのわからない処方を医師がしたり、わけのわからない診断をした場合に、医師にきちんと意見を述べること（ケンカではなくです）、今現在精神状態が悪くなっている理由についてドクターと議論をすることではないでしょうか。確定までの介入は診療の補助になります。この役割を精神科の看護師は放棄していると思う。しかし、看護師のそうした意見を聞いてくれる医師がどれくらいいるかとなると、あまりいないのも現実です」

ともかく、田邉さんは医師に「入口」について指摘し、その後、医師と連携を図りながら診断を見直す方向に向かい、薬の整理を行っていったという。そうすると「病状がぐっとよくなった」。

薬を減らして状態がよくなる人は本当に多い、と田邉さんは言う。

「医療の現場では、自分の行っている治療は間違っているはずがないという前提を誰しも持っています。医師だけでなく看護師にもある。看護師の場合、医者が言っているのだからという前提です。それは患者さん側にもある。

そういう状況の中で僕のこうした意見は抵抗が大きいです。しかし、たとえば、多剤処方をしている医師がいて、この薬の一つ一つを何のために処方しているのか、この医師が説明できますか。できるわけがない。でも、自分の中でその行為を正当化しているわけです。それで正面から指摘されたら怒るわけですよ。自分が認めたくない現実を突きつけられたときに、怒るか、あるいはその指摘が耳に入らない。入ったとしても、いや、これはこうなんだというわけのわからない屁理屈を並べてきます。それを一つ一つ論破してしまうと、今度は指摘した僕との連絡を断ち切るとか、僕に対する批判をするわけですよ。内容の批判でなくて人格批判。医療者は自分を守るのに必死なんです。〝現実〟に向き合うと不安になったり、しんどくなったりします。だから、スルーする。あるいは医療者の存在意義がなくなると思っているのかもしれません」

暴力には理由がある

ところで私は、田邉さんに会ったらぜひ聞いてみたいことがあった。それは現場を知る精神科の看護師すべてに聞いてみたい質問だった。精神科の患者というのは突然殴ってくる、そういうことはよくあることなのだろうか。

田邉さんの答えはこうである。

「ありますが、その暴力には理由があります」

たとえば、患者がある妄想の中にいたとして、そこから暴力が出る場合、起因が必ずあると言うのだ。

「ほんのちょっとした、カタンという小さな音がしたとします。それがきっかけで過去の記憶が甦り、暴力になる場合もあります。日頃から患者さんとの関わりの中で、この人はこういうことで暴力が出やすい傾向があるということを理解していれば、突然どつかれるなんてことはありません。僕はふいに何かされたことなんて、一度もないです」

患者から突然暴力を振るわれる看護師はだいたい決まっていると言う。

「患者さんに、これやってはダメ、あれもダメとなんやかやうるさく言う。あるいは命令調の看護師です。精神疾患の人には対人関係上の脆弱性があるから、そういうことで、ふと暴力が出ることはあります」

看護師のやるべきことは、自分たちに都合のいいように患者をコントロールすることではなく、患者に安心感を与えることである。患者自身が守られているという気持ちになれるようにサポートしていく。看護師は患者が退院できるように頑張っている、そういう気持ちが患者に伝われば、暴力など起きない。

「ＣＶＰＰ（包括的暴力防止プログラム。七三頁参照）では患者さんの問題でスタッフ要因や病棟環境要因は六割と言っていますが、僕は、九割は医療者サイドの問題だと思います。患者さんを興奮させるのも医療者、落ち着かせるのも医療者です」

そして田邉さんは「トラウマインフォームドケア」という言葉を口にした。

トラウマインフォームドケアとは、その人のトラウマ（精神的ショックや恐怖が原因で起きる心の傷のこと）をよく知った上で行われるケアのことで、近年、アメリカや欧州を中心に注目を集めているアプローチ法である。しかし、その人のトラウマの全体像を把握するのはきわめて困難な作業だ。そのため、治療やケアにおける関わりが意図せず当事者のトラウマを再び思い出させ、「再トラウマ体験」として心に傷を負わせてしまうことがある。そのことで、田邉さんが言ったように暴力が出てくる場合もあるということだ。

田邉さんはこう説明する。

「長期に入院をしていると、患者さんの中に、複雑性ＰＴＳＤ（長期反復的なトラウマ体験による心的外傷後ストレス障害のこと）ができあがっています。たとえば、僕が患者さんに『〇〇さん』と声をかけたら、僕は何も怒っていないのに『すみません』と謝るんです。それくらい僕らは患者さんにしてみれば権力を持った存在になっている。鍵を持って、あれダメ、これダメと、圧倒的な上下関係ができあがっています。支配被支配という関係性の中で患者さんはビビって、何もできない状況に陥っている。トラウマインフォームドケアとは、簡単に言えば、医療者の関わりもすべて患者さんの脳の海馬《かいば》や偏桃体《へんとうたい》（記憶や情動を司る脳の場所）に残るという前提で、それを意識したケアを実践しようというものです。僕らと患者さんの上下関係のようなものも、しっかり海馬にへばりついていて、これが幻覚妄想を引き起こすこともあるのです」

取り組みは看護がチームを組んで行っていく。一人の看護師が実践しても、他の看護師が従来通りの対応では効果はまったく期待できないからだ。

「そこが上手くいくと減薬もできるし、退院も可能になっていきます」

患者の暴力に対して医師は薬でどうにかしようとする傾向が強い。急性期の場合は仕方がないとしても、その時期を過ぎてもなお同様の処方、あるいは症状が出れば上乗せの処方となる。人間は、薬物が関わる神経伝達物質のみで存在しているわけではないという、ごくごく当たり前のことを、現在の精神医療はもう一度見つめ直してみる必要がある。

人手は足りている

最後にもう一点、私は田邉さんに質問してみた。精神病院の問題点を指摘すると決まって出てくる弁明の一つに「精神科特例」（精神病院従業者の定員の特例。病院運営において、医師は一般科の三分の一の人数、看護職は一般科の三分の二の人数でよいとされている）がある。精神科の看護は手薄である、だから、薬に頼らざるをえないのだという言い分の根拠となっている。

「いや、人手は足りていると思います」と田邉さんは答えた。

「患者さんをコントロールしようとする管理的な看護と、関係性を築きながら行う治療的な看護というものがあります。治療的な看護をすれば患者さんは自分でできることが増えていきます。つまり、看護師の仕事は減ります。そうなると、もっと患者さんの話を聞く時間が作れる。そうしたら治療的関わりがさらに深まります。頓服も必要もないのにどんどん出していますが、そういうのを減らしていけば、看護師として頓服の薬を準備したり、配ったりという作業が減ります。また、イライラしているからと頓服をバンバン出してしまえば、結果的に失禁が増えることになる。薬の影響によって下の世話は多くなります。じつはここなんですよ。目の前のこの瞬間しかものを見ていないと、自分のやっていることが結果的に自分の仕事を増やしていることに気づかない」

田邉さんの話を聞きながら、私は陽さんのカルテに登場してきた看護師たちの看護を振り返っていた。そして、いったい看護とは何だろうか、看護師の仕事とは何だろうか、という思いにかられた。

日本看護協会が定める「看護」とは、「あらゆる場であらゆる年代の個人および家族、集団、コミュニティを対象に、対象がどのような健康状態であっても、独自にまたは他と協働して行われるケアの総体である」としている。だとしたら「ケア」とは何か。

「ケア」とはその語源を辿ると「心配する」という意味の古英語「caru」に由来するらしい。

患者のことを心配する――果たして精神科の看護にそれが十分あると言えるだろうか。いや、そう言っては語弊がある。陽さんが受けた看護にそれが十分あったと言えるだろうか。暴れる患者に対するケア。それは決して「制圧」することではないはずだ。暴れる患者を押さえつける行為を正当化する論理には、ではなぜ患者が暴れたのかの視点がまったく欠けている。

社会が精神障害者を受け入れるか

私はもう一人、陽さんの裁判で意見書を提出している辻脇邦彦氏（56）に会うことにした。辻脇氏は東都医療大学ヒューマンケア学部の教授である。I病院事件については刑事裁判において意見書を提出していたが、最終的に「不採用」となった（じつは辻脇氏の「意見書」は控訴審において一時「採用」の方向に動いたのだが、裁判所の判断で結局却下となった。そこにはいかなる力が働いたのか、あまりにも唐突な決定であった）。辻脇氏が言う。

「裁判という観点では、准看護師のあの行為が暴力かそうでないかという話です。裁判に関しては私は何も言えません。ただ、あの行為がケアかケアでないかと言えば、あれはケアではない。意見書においてもそういうことを主張しました」

言葉の一つ一つを選ぶように辻脇氏は話す。

私は例の質問を辻脇氏にもぶつけてみた。患者に暴力が出たときに、看護師としてできることはどのようなことがあるのだろうか。

「患者さんにそのとき何が起きているのか、それを理解できなければ、押さえつけるしかなくなるでしょうね」

そのためにはやはり教育、プラス実践力（テクニック）が必要であると言う。

「知識と技術と、それに人数、それらがそろわないと、暴力への対応はむずかしいです。そのベースとして、根本に精神障害者に対する理解がないと看護は困難なものになる。緊急時には、その人が根底に持っている精神障害者に対する感情が影響しますから」

I病院事件に関して言えば、二人の准看護師が元刑務官であることは書いた。しかも、二人とも六〇歳をすぎてから、刑務所から病院へ職場を変わっているのである。それに関して辻脇氏はこう言う。

「刑務所の刑務官というのは、いわば『矯正』です。しかし、医療は『ケア』です。矯正というのは医療の中ではありえません。おそらくこの二人は『矯正』のまま病院で働いていたのでしょう。刑務官として働いているときに感じた恐怖感というのはなかなか抜けきらないものです。相手は犯罪者で、いつ何が起こるかわからないという恐怖心。私たちも持っている犯罪者に対する恐怖心と偏見。精神障害者に対する恐怖心と偏見。そういった中でI病院のあの事件は起きたのだと思います」

これもその一つなのではないかとして、辻脇氏は、新潟県立精神医療センターでの事件をあげた。二〇一五年九月三日、同センターの三〇代男性看護師が起こした暴力事件である。概要はこうだ。

患者は身体拘束を受けていたが、朝食をとらせるために看護師が両手の拘束を一時的に外した。その際、患者のオムツが外れていたため、看護師がそれを直している最中に患者から殴られた。咄嗟に看護師は患者を殴り返した。この暴力行為で患者は左頬に二センチほどの傷を負い、全治七日間の顔面裂創を受けた。

暴行発覚前、同看護師は患者のけがについて「患者が急に起き上がり、肘が当たりけがをした」と虚偽の報告をしていた。しかし、同日当直勤務の一人だった院長に、暴行を受けた患者本人がこの次第を打ち明け表面化。翌日、看護師長が患者本人に再度聞き、暴力の事実を確認した。暴行を受けた患者の部屋は個室で、安全上設置している監視カメラの画像にも暴行場面は映っていた。

まさにI病院事件を彷彿とさせる事件だが、新潟県立精神医療センターではこの四年前の二〇一一年にも看護師三人による暴力によって患者が一〇か所以上も骨折をするという事件を起こしていたのである。しかも、骨折箇所は治療されることなく長期間放置されていたため、骨折箇所のいくつかは自然治癒していたほどだった。

このとき同センターの管理体制が問題視され、新潟県は第三者委員会を立ち上げ調査を進めた。その結果、当時の院長を戒告処分とし、虐待をしていた看護師数名も実名公開となった。そして、この事件後、監視カメラの増設や外部からのインストラクター導入で教育、改善をはかったはずだったのだ。

「教育もして、研修も重ねていた。知識も技術もあったわけです。それでも同様の事件を起こすというのは、やはり、精神障害者に対して根底に抱いている感情、そこに問題の核心はあるのだと思います」

辻脇氏は患者の暴力について「病気と社会の相乗効果による暴力」という言い方をした。社会（看護師も含めた社会全体）が精神障害者の存在を受け入れようとすれば、暴力は最小限に抑えられる。社会がその存在を排除しようとすれば、暴力は強く出る。

「精神科の患者さんというのは、自分の存在に関して、（他者がどう思っているか）敏感に感じ取っています」

普通に対応しているつもりでも、患者はそう受け取っていないこともある。自分は排除された存在であるという認識、理解されていないという疎外感、それが精神疾患の患者を追いつめ、結果として暴力という方法でその認識に対抗しようとする。病院職員の中に巣食っている差別感はこの社会が孕みもっている差別感の反映でもある。

辻脇氏は言う。社会が精神疾患を抱えた人といかに共生していくのか。精神科の患者の暴力という問題を考えるとき、議論がそういう方向に向かっていかないかぎり根本の問題解決にはならないと。

実際、他害の危険性のある人を、社会はどう処遇するか。やはり自分たちの社会から隔離してほしい、病院に閉じ込めておいてほしいと多くの人が考えるはずである。

一九六四年に起きた「ライシャワー事件」とそれを伝えた報道は、そのことをよく現している。一九歳の精神障害の青年がライシャワー駐日アメリカ大使を刺傷したとして、日米関係を憂慮する日本政府の動揺に倣いマスコミは一斉に「精神病者の野放し状態をなくせ」というキャンペーンを張ったのだ。「野放し」という言葉が人々に与えた恐怖と危機感は、世間の精神病者への冷たい視線をさらに醸成したに違いない。

としたら、責められるべきは誰なのか。

「身体拘束に関する議論にしても、拘束を実施している現場、それを実行している人たちが悪いとか、いや、患者の暴力があるからそれは仕方がないことだとか、そういう方向に流れがちですが、それは意味がないのです。吹き溜まった下流の話をしてもどうしようもない、上流が濁っているわけですから」

この話を聞いて、私はI病院事件の裁判を傍聴したときに感じたのと同じものを感じていた。裁判ではあの二人の准看護師の行為を裁いていたが、精神病院の問題の本質はそこにはない。彼らは、それこそ吹き溜まった下流において、あのような行為に及んだのであり、もちろんそれは犯罪であり罰せられるべき行為だが、問題の根は、まずあの場所を「吹き溜まった」場所にしてしまったこと。その原因は社会あるいは精神医療そのものにあるかもしれず、と同時に、陽さんがこの二人の准看護師に出会うまでに経験したこと——精神科の治療や医師、看護師等、陽さんに関わるすべての人たち、世間の「意識」といったものの中にあるのではないだろうか。それらが陽さんへと照射され、その中で彼は苦しみ、もがき、傷ついていったのだ。

そもそも日本の精神病院の病床数の多さは、辻脇氏によると、社会の受け皿がないことの現れである。世界に向けて恥ずべきなのは、病床数の多さではなく、それだけ社会に受け皿がないということのほうなのだ。

「いわゆる収容型の精神病院というのがあります。劣悪な病院と言われる病院もあります。そういう病院がいけないというのだったら、そこに入院している患者さんたちは、ではどこに行けばいいのかという問題が出てきます。そういう人たちが社会に出てくることを私たちが容認するのでしょうか。しないでしょう。としたら、病院がなくなれば、昔のような私宅監置、座敷牢を作って家族が引き受ける、そういう状況になっていきます。その状況はまずいというのが精神病院の出発点です。だから病院は必要で、そういう吹き溜まりのような場所も、社会が受け入れる保証がないかぎり、なくなりません。批判は簡単です。しかし、問題の矢は、自分たち、社会全体に返ってきます」

陽さんをあの事件のあった保護室にまで運んでいったものの正体の一つに「社会」もある。この認識は精神病院の問題を語るとき、忘れてはならないことである。

友人たち

陽さんの姉から私のこと、I病院事件について本を書こうとしているジャーナリストがいると聞かされた陽さんの友人たちは、すぐさま反応してくれた。じつはこの本はまず彼ら三人の取材から始まっている。

三人それぞれと会ってみて、印象的だったのは三人がそろって口にした言葉である。「もっとできることがあったのではないか」。彼らはみな悔いていた。その気持ちを持ち続けていたため、私の取材にすぐさま応じてくれたのである。前出の増田英貴さん、小林佑史さん、そして安元清史《やすもときよし》さんの三人だ。陽さんが生きていれば四〇歳。もちろん彼らも二〇一八年現在、四〇歳になっていた。

陽さんの診療情報提供書などを見ると、医師の言葉としてきまって「もともと内向的、無口、友人も少ない方」と書いてある。

一方、友人たちが言うのは、陽さんの運動神経のよさだった。中学では卓球部に所属していた。しかし卓球に限らず、スポーツはどれをやっても他を抜きん出ていた。

「小、中学時代一緒でしたけど、彼は運動神経はいいし、普通に明るいし、僕の中では天真爛漫な印象です。何か一つ好きなことが見つかると夢中になるタイプだったけど、暗さは感じたことはなかった」と言うのは安元さんだ。

陽さんはその時代、皆から「ネクさん」と呼ばれていた。以前、陽さんに関するある記事の中で「ネクラさん」と呼ばれていたという記述があったが、「ネクラなんて、そんなことありっこない」と強く否定したのは小林さんだ。

「あれは、当時流行っていた『ネクロスの要塞』というおまけつきのお菓子があって、彼もたくさん集めていたので、いつしか『ネクさん』と呼ぶようになっただけです」

小林さんは大学進学と同時に水戸市内で下宿生活を送っていた。そこにぶらりと陽さんが千葉から原付バイクで四、五時間もかけてやって来たことがあったと言う。

「僕が大学二年のときですから、二〇〇〇年くらいだったでしょうか。とくに変わった様子も見せず、普通に話して、夜はカラオケに行って、一晩泊まっていきました。バイクでさらに北上するようなことを言っていたと思います」

このことは、カルテには次のように書かれていた。

バイクで旅に出て、「何かを感じたから帰ってきた」。〔これらのことから、医師の表現として、〕空想的になり、現実から乖離したような感じに。

なったとの解釈である。

小林さんは下宿で陽さんに会って以降、連絡を取らなくなってしまい、次に会ったのは、年賀状が来て、増田さんたちと陽さんの家に行ったときだ。

「首が曲がっていて、胸が膨らんでいました。その姿を見たときの衝撃はものすごく大きくて……。全然何も知らなかったので、本当に変わり果てたというか、まったく僕のイメージしていたネクさんではなかった。会話もうまくできなくて……」

その思いは友人たち共通のものである。

そして、ネットに公開されていたあの保護室の映像を見たときの思い。小林さんに感想を尋ねると、彼は寂しそうに少し笑った。

「なんて言えばいいんですかね。まず、オムツをつけて寝ているという状況が自分にとってはとてもつらかったです。ネクさんて、いわゆる細マッチョで、筋肉の固まりみたいな人だったので、あの姿は衝撃的だった」

安元さんも「同じ年齢で、オムツして、ごはん押し込まれて、同じ年の男性として、尊厳というか、踏みにじられて、見ててつらかったです」と言葉少なに言う。

「あれが医療かと思った」と言うのは増田さんだ。「あれは私の知っている彼ではない。自分が見ているものは赤の他人の映像なんじゃないかと思ったくらいです」。

小林さんは中学校、安元さんは小、中学校、増田さんは高校まで一緒だった。その時代の陽さんについて、彼らがそれぞれ口にした印象は――、

喧嘩っぱやかった。腕力もあった。いわゆるおとなしいというタイプではない。

「僕は怖かったですよ」と小林さんは言った。

陽さんが引っ越し業者を殴ったというエピソードも「なんとなく想像がつく」と言ったのはこのときだ。

安元さんも、怒るときはわりとがんと怒る。一方で、繊細な感じもあると。

ストイックで、部活動の練習は一所懸命。生真面目で、集中するタイプ。気の合う仲間とは付き合うけど、自分から外に向かっていくタイプではない。

増田さんも、「決してリーダー的な存在ではなかったけど、ユニークな存在ではあった。気は強かった。不良じゃないけど、ニヒルな感じはあった。とっつきにくい人に対してはとくにそうだったかもしれない」と言う。

陽さんは高校時代にベースをやっていて、かなり入れ込んでいたようだった。増田さんが母親から陽さんが亡くなったあと聞いた話では、一時「これで飯が食えればいい」というくらい入れ込んでいた時期もあったようだ。

「でも、普通のガキでした」と言うのは小林さんである。

「暴力を振るうときもあるし、友だちを泣かせるときもあるし、仲たがいするときもあるし、一所懸命やるときもあるし、サボるときもあるし、みんな普通のガキでした」

それが大学に入ってからなぜ……。あの時代の陽さんからは想像ができないもどかしさを抱きつつ、だからこそ友人たちはそれぞれに考えていた。

小林さんが言う。

「彼は大学は※※に行きたかったんです。僕は高校三年のときに同じ塾でしたが、彼は本当にまじめに勉強していました。結局、一年目はダメで、どうしても※※大学に行きたいと一浪することにした。僕も浪人になったんで、一緒に頑張ろうねと励まし合った記憶があります。一浪のときも、ネクさんは真面目に、わき目もふらずみたいな感じで受験勉強をしていた。集中して自分を追い込んでいくタイプじゃないかな。でも、結局※※大学には受からなかった。彼には不本意だったと思うんです。挫折感を持ちながらの学生生活。僕はそれがあると思う。大学になじめなかった理由の一つはそれじゃないかと。不本意なところに行ったときになじめない感じというのは、僕も高校受験を失敗しているので、すごくよくわかるんです」

陽さんたちはみな、父親の勤める会社の社宅に住んでいたこともあり、ほんの子どもの頃からの知り合いで、付き合いが濃く、共同意識も持っていた。

その点に関して安元さんはこんなふうに言った。

「社宅というのは一つの集落のようなものです。そういう環境で小さい頃からみんな育ってきた。でも、大学へ行くことによって、集落が壊れる。僕にも違和感はあったから、彼も寂しさ、孤立感は感じていたかもしれません。ベクトルがそれほど外に向いている人間ではなかったし。馴染んだ環境の中だったらいいけれど、いろんな人が寄せ集まってきた環境で、いろんな力が働く。人数も増えれば個性も増える。これが世界だと思っていたのと、違う世界を持った人たちが集まってくる。そういう中で彼がどういうふうに自分を出して、人をどういうふうに受け止めていたのか気になります。彼は自分が熱中できること、好きなことに対しては没頭する感じではあったけれど、興味のアンテナを自分からどんどん外に積極的に広げているという印象はなかったから。応用がききにくいタイプ。繊細なところもあると言ったのは、そういう不器用なところがあったからかもしれないです」

大学進学を機に調子を崩す人はわりに多い。環境の変化、人間関係の変化。加えて、はじめての一人暮らしだった場合、家族関係からも出ることになる。自己と向き合う時間が増え、孤独を感じるかもしれない。孤立することもあるかもしれない。生活が乱れたり、一人暮らしによる食事の変化、栄養の問題等々、それらが心身に与える影響は決して小さなものではないはずだ。

増田さんが言う。

「でも、彼が大学に二年間通っていたあいだに、ピザ屋のバイトで知り合った人やテニスサークルの仲間の中には、親密になった人は絶対にいたと思うんです。私は彼の大学時代の仲間は一人も知らないけれど、ときどき彼の下宿で会って聞く話は、彼女の話だったり、彼が幹事をやっていたテニスサークルの合宿の話だったり、忙しくしている話しか記憶にないです」

増田さんは陽さんの下宿を訪ねたとき、「彼女、今ちょうど帰ったところで、今度紹介するよ」と言われたことがあったそうだ。増田さんは会う機会を失ったまま、その後陽さんと彼女は別れてしまったらしいが、そのことが精神的に不安定になる一つのきっかけになった可能性についてはカルテに記載がある。

増田さんは続けた。

「お互い音楽が好きで、同じ曲とか聞いていると、私はメロディのほうに興味がいって、この曲いいよねと単純な感想しか言わないのに、彼は歌詞のほうに興味があったようで、この詩いいよなあって心の底から言うんです。彼には、私たちより細やかなところに気づくというところがあって、その部分では繊細だったんじゃないかと思います」

増田さんからこの話を聞いたとき、私はふとカルテにあった言葉を思い出した。

突然詩を書いて「この詩を理解してくれる人がいたら死んでもいい」。

このエピソードが医師に統合失調症を疑わせる根拠の一つになっているが、これは陽さんらしい、独特の表現の一つにすぎなかったのではないだろうか。危ういまでに純だった、それだけのことだったのではないだろうか。

「今思えば、一〇代の子が落ちるようなちょっとした穴に落ちて、それを親としては当然ですが心配して、あれたいへんだ、それ病院、とりあえず薬とやったら、泡吹いて倒れた。すべてはそこから始まったことだと私は思っています。でも、なぜ彼がそこまで深く悩んでしまったのか、何が原因だったのか。知りたいですけど、それは誰にもわからないことです」

なぜ、ネクさんが？　それは他の二人も同じ思いである。

陽さんの両親に聞いた話は、それらをいくつか補足するかもしれない。

陽さんがバイクで旅に出て、家に帰ってきたとき、陽さんは母親に「死に場所を探すために旅に出た」と言っていたとお母さんが教えてくれた。小林さんにはまったくそんなそぶりは見せなかったが、陽さんの心の中には何か重たいものがたまっていたのだろうか。

また、これはカルテにもある話だが、陽さんは大学に入り、新しい人間関係の中で、これまでとは違う自分になろうとしていた。

お母さんが言う。

「高校時代から自分の性格が嫌で、大学に行ったら笑いの中心になろう、おちゃらけた人間になろうと努力したと言っていました。違う自分に憧れて、ないものを求めて、でも、途中からそれが崩れて、疲れてしまったと」

傍らからお父さんが言った。

「とにかく真面目なんです。こうと思ったら生真面目に取り組む。融通が利かないと言えば確かにそうです。でも、すごく優しいところもありました」

ピンと伸びた背筋、高い身長、陽さんの運動神経のよさは父親譲りだそうだ。

お母さんはこんなエピソードを話してくれた。

「二歳くらいのときですが、テレビで『小鹿物語』をやっていたんですね。それを一人で見させていたら、突然ポロポロ泣き出したんです。小鹿がかわいそうだって。そういう感受性の強さみたいのは、小さい頃からありました。うちにときどき来ていた近所の猫が死んだと、電話で知らされたときも、電話口でワーワー泣いたりして、何か周りの状況の影響を受けやすい子どもでした」

陽さんはとにかく猫が好きだった。友人たち三人ともその印象が強く残っていた。家には今でも二匹の猫がいる。

学生時代、アパートでの一人暮らしの中で少しずつ調子を崩していった陽さんだが、両親が決定的に危機感を抱いたのは、外との連絡を絶つために電話線を切ってしまったことだった。そのことで両親は自宅に連れ戻す決意をしたのだが、家に戻った陽さんは母親に異様に甘えるようになった。

「家に帰ってきて、陽はこう言うんです。『お母さん、僕、このままでいいんだよね？　いいんだよね？』と。私は頭をなでたりしながら『いいんだよ』と慰めました。それと、こたつの時期で確かに寒い季節ではありましたが、『お母さん寒いよ、寒いよ』と言いながら四、五歳の子どもみたいに私に抱きついてきたりもしました。すっかり自信をなくしている様子で、トイレで何度も吐いたりして」

陽さんはその頃、よく両親、とくに母親にいろいろな話をした。しかし、

「親として、どうしても叱咤激励してしまうんですね。慰めたり、励ましたり、陽の話を聞いているうちに、そういう方向にいってしまうんです。対応がまずかったと思います。黙って聞いてあげればよかったと今では思います。陽は姉のところに行って、お父さんもお母さんも僕のこと理解してくれてないとこぼしていたとあとから聞きました」

国立T大学病院から退院し、いよいよジストニアが固まってしまった頃、陽さんはよく「死にた

い」と漏らすようになった。

「外に出れば首が曲がっているため人にジロジロ見られるし、将来への不安もあったでしょう。その頃、二四歳。つらかったと思います」

一審ではお父さんの「心情に関する意見陳述」が読み上げられた。その中で、お父さんは、暴行後I病院から療養型の病院に転院になったときの陽さんの様子を次のように述べている。

「息子は暴行により、それまで不自由のなかった四肢の麻痺に加え、呼吸機能維持のための気管切開カニューレを付けた状態となり、寝たきりの入院生活を余儀なくされました。（略）やせ細った肢体に諦めと頑張りが交差し、身を削りながら懸命に生きていたと思います。あるとき、息子が好きなTUBEの歌を歌っているのが微かに聞こえ、私はすごいと褒めたものの、息子の目には涙があふれていました。そんな絶望的な状況下でも息子は自ら手をなるべく動かそうとしたり、新聞を読んだり、少し歌を口ずさんだり、口笛まで吹くなど、まるで生きている実感を得るため自分を奮い立たせているようでした。（略）亡くなる少し前、息子は、母親に対し、『僕の人生、どうしてこうなっちゃったんだろう』と言いながら涙を流していたようです。悔しさ、怒り、無念な想い……本当につらかっただろう、苦しかっただろうと思います」

お父さんが最後に言った。

「父親としては、こんなことになって、情けない。自分の力のなさを感じるだけです」

家族の苦しみは今も続いている。

統合失調症ではない

二〇〇八年に出版された『精神科セカンドオピニオン——正しい診断と処方を求めて』（シーニュ）は、「誤診・誤処方を受けた患者とその家族たち」と、精神科医の笠陽《りゅうよう》一郎《いちろう》氏が中心となって作った本である。精神科の治療がもたらした薬害を、多くの実例とともに検証し、告発している。

じつは大内さん家族は何度か陽さんの治療について笠医師に意見を求めたことがあった。

「最初の症状や、お父さん、お母さんから聞いた話からの判断ですが」と前置きをして笠医師は言う。

「空想性が豊かで、それが現実とごっちゃになりやすい傾向があるように感じました」

笠医師には今回改めて、「最初の症状」を市原T病院のカルテから抜き出したものを読んでもらっておいた。以下がそれだ。

大学二年目（19歳）。夏休みの帰省時、両親から見て、本人の言動に不自然さが感じられるようになる。独特の感覚。自分の独自の世界に内向的になり始めた。自分の気持ちを表現するのに、不思議な図を描いたり、突然詩を書いて「この詩を理解してくれる人がいたら死んでもいい」等言ったり。バイクで旅に出て、何かを「感じた」から「帰ってきた」等。空想的になり、現実から乖離したような感じに。
（両親からの聞き取りから）話しぶりは以前から回りくどく遠まわり、ただ、昔はもう少し直接的ですぐ返事が返ってきたような気がする。自宅でも強引な（病的な）理屈をつけて母と離れなかったり。「自分の葬式を出した」「母の最期を看取る」etc. 妄想的な言動ある。

これらを読むかぎり、笠医師は「どこをとっても統合失調症ではない」と断言した。そもそも笠医師は、統合失調症は存在しないか、あってもきわめてまれな疾患との立場をとっている。笠医師は言う。

「過去に僕が診察して統合失調症と診断した人も含めての話ですが、どうやっても他の疾患に当てはまらない人、つまり発達障害や内分泌の影響、薬剤性の問題などを除外していって、最終的に統合失調症としか言いようのない人は、今から思えば一〇人くらいです。その他はみんな違っていた。これまで僕は五〇〇〇人ほどのセカンドオピニオンを行っているが、その中に統合失調症と思われる人は一人もいませんでした」

笠医師にとっての統合失調症は、除外診断を徹底的に行った末、どこにも当てはまらない人たちをとりあえず入れておくためのひとつの「箱」のようなものなのかもしれない。

統合失調症は「症候群」であって明確な単一疾患ではない。にもかかわらず、医師はどこか「統合失調症」という病気を、身体疾患のように形を持ってそこに存在するものと受け止めているような印象を私は受ける。統合失調症かそうでないか、そこにきちんとした線引きがあるかのような疾病のとらえ方は、前述の小田陽彦医師が指摘した通り、ありえない。

それでも、統合失調症は精神科医にとってどこか特別な病気なのだ。かつて多くの精神科医が統合失調症の診断と治療に、自らの存在意義をかけてきたような歴史的経緯がある。いかに早い段階で統合失調症を見つけるか、いかにさまざまな薬剤を使いこなして症状を抑えるか、それが精神科医としての腕の見せ所ということだ。統合失調症はかつてクレペリンによって「早発性痴呆」と呼ばれたように、放置すれば病気が進行して荒廃状態に陥ってしまう。そうならないためにも、統合失調症の早期発見、早期治療は重要であると、ほとんどの精神科医は信じ込んでいる。

こうした精神医療の現状において、笠医師の意見は、ひどく奇異に聞こえるかもしれない。が、笠医師は平然として言う。

「うつ病などという病気もありません。昔風に言えば内因性、大うつ病というやつです。明確な原因もなくうつ病になるなど、そういうことはない」

現在、笠医師は愛媛県松山市内の心療内科クリニックで診察を続けている。その診療の中で、

「最近ではほとんど薬を使うことはなくなった」

理論を裏づけるような診療が展開されているということだが、それは、「五〇年近い臨床の中で僕も四〇年近く薬を使い続けてきた」、その「加害者」としての思いから出発している診療なのだ。

もちろん、急性期には薬は有用だ。とくに錯乱、混乱、自傷行為のあるときには、鎮静させるた

めに抗精神病薬も使う。多くの場合、寝ていないことが原因でそうした状態に陥るので、まずはぐっすり眠ってもらう。そうすれば二、三日で急性期の症状は消えていくと笠医師は言う。

「問題は、その急性期の治療を延々と続けることです。長期服薬は薬剤性の精神疾患を生みます。解熱剤を使い続ければ発熱という症状が出る。下剤を使い続ければ便秘になる。睡眠薬を使い続ければ、不眠になります。それと同じことです。幻覚妄想に効くとされる薬を使い続ければ、幻覚妄想が出るようになります」

人間にはホメオスタシス（恒常性維持）という機能があるため、薬によって崩れたバランスを保とうと脳を含めた身体はさまざまな反応を示すようになるということだ。

ところで前述の陽さんの「最初の症状」だが、笠医師から見ると、「独特の解離の物語」で、状態としては「一過性の解離だろう」とのことである。

解離とは心的外傷から自分を守るために生じる混乱状態をいう。笠医師の著書『精神科セカンドオピニオン』によると、「（解離性障害は）幻視、幻聴、健忘、遁走、同一性障害（多重人格）、失声、失立失歩、昏迷、夢幻朦朧、けいれん、ガンザー症候群（幼児返り、的はずし応答）など、おおよそ、ありとあらゆる症状を表現し、統合失調症と誤診されやすい。背景に、疾病逃避や疾病利得の心理が内在する」とある（同書一八三頁）。

薬剤過敏と発達障害

ところで、私には陽さんの薬剤に対する過敏性がずっと気になっていた。陽さんをあそこまで追い込んだのは、一つはこの薬剤に対する過敏性があったからだ。

金沢大学薬学部の横井毅氏の論文「薬物代謝酵素の遺伝的多型と個別薬物療法」によると、陽さんのように常用量（臨床用量）の薬によっても副作用が強く出る患者は、患者全体の一〇％以上いるという。アメリカでは年間二〇〇万例以上の副作用報告があり、そのうち一〇万人以上が投与された薬によってひき起こされた副作用で死亡しており、それは死因全体の第四位との報告もあると言い、横井氏は、「〔常用量にもかかわらず血中濃度が異常に高くなる〕主たる原因として、薬物代謝酵素の遺伝的多型が注目されている」と書いている。

遺伝子にはわずかな個人差があり、これによってたんぱく質を構成するアミノ酸にバリエーションを生ずることがある。これを遺伝子多型（変異）と言い、一種の体質のようなものである。たとえば、お酒をまったく飲めない人がいるが、それは遺伝子DNAの遺伝子多型の一つで、お酒のアルコール（エタノール）を分解する酵素を持っていない（タンパク質の中の一～二か所のアミノ酸が変化している）ためということがわかっている。

薬は体内に入ると、主に小腸から吸収され、血液によって全身に広がり、その後、肝臓で代謝され、主に尿として体の外へ排泄される。この過程は薬の効き方と密接な関係があり、とくに肝臓で行われる代謝は重要だ。肝臓で薬が代謝されるときに働く酵素をＣＹＰ（チトクローム、あるいはシップ）と言い、この酵素の働く能力にも遺伝子多型が関わり、結果的に薬の効き方に大きな個人差が出るのだ。

ＣＹＰ代謝能力が低い場合、薬が分解されずに体の中にとどまってしまい、血中濃度が高まる。そうなると、薬の作用が強く働き、副作用のリスクが増大する。

ＣＹＰには二〇種類ほどあり、中でもとくに重要と思われるもの――ＣＹＰ１Ａ２、ＣＹＰ２Ｃ９、ＣＹＰ２Ｃ19、ＣＹＰ２Ｄ６、ＣＹＰ３Ａ４等は、現在、口腔内粘膜による遺伝子検査で簡単に検査できるようになった。

ちなみに、陽さんに処方されすぐに錐体外路症状の副作用を出したリスパダールは、ＣＹＰ２Ｄ６で代謝、一部ＣＹＰ３Ａ４も関与していると添付文書に明記されている。また、ジプレキサは、ＣＹＰ１Ａ２とＣＹＰ２Ｄ６が関与している。

陽さんの場合、その他多くの向精神薬にも過敏な反応を示していることから、あくまでも可能性の話だが、この肝薬物代謝酵素が遺伝子多型によりその能力が低下した状態だったとも考えられる。

薬物に過敏な反応を示す人の中にはいわゆる発達障害と言われる人が多く、代謝の悪さによる異物のため込みという傾向からアレルギーという問題を抱えているケースも多々見られる。発達障害も遺伝子多型が関わっているのではないかと、この分野の研究も現在急ピッチで進められている。

発達障害というと多くの人は心理的な障害と考えがちだが（そもそも発達障害という日本語自体かなり

の違和感がある）、最新のＤＳＭ－５では神経発達障害とされ、日本の「発達障害者支援法」では脳機能の障害と定義されている。脳機能の障害とは、つまり脳に器質的な障害はないが、遺伝子多型により神経にさまざまなバリエーションが生じ、それぞれの働き方に違いが生じるということだ。そこから発達障害と言われる人たちの独特の世界観も生まれてくると考えられる。拙著『ルポ　精神医療につながれる子どもたち』（二〇一三年、彩流社）では、発達障害を背景とした症状を統合失調症と誤診されたケースをいくつか紹介している。

笠医師の二冊目の本『精神科セカンドオピニオン２――発達障害への気づきが診断と治療を変える』（シーニュ、二〇一〇年）から引用する。

「クレペリンは、統合失調症の類似のサブグループについて『内気』『狭い範囲の興味』『友人との疎遠な関係』『共感性や愛着の欠如』と記述している。これらの記述と『ブロイラーの４つのＡ』（自閉性、観念連合の障害、両価性、感情の障害）は、統合失調症よりもむしろＰＤＤ（広汎性発達障害）のほうにより当てはまると指摘する報告もある」（同書五二頁）

笠医師が言う。

「患者さんの話をよくよく聞いていると、じつは右と左が入れ替わっていたり、アナログの時計がまったく読めなかったりする人がいます。人の気持ちが想像できない。冗談がわからない。診察をしていると、そういう話をする人がすごく多い。音や光等に対する感覚過敏も発達障害の特徴ですが、そうした情報過多の中で、解離が起きたり、空想的になったり、それは一つには自分を守るための方法でもあるわけです」

陽さんが発達障害であったかどうかは、わからない。I病院で最初に陽さんを診察した医師は、陽さんの状態を見て、広汎性発達障害と診断したが、のちには「S」（統合失調症）を疑い、抗精神病薬の投与を検討しているのだ。笠医師が言う。

「精神疾患は治らないという前提で患者を診ても、何も見えてこんでしょう。感覚過敏についても、たとえ患者さんがそういう話をしても、それでは医者のどこにも響かない。そもそも共感性の欠如した診察では診察時間をいくら長くとったところで、見えんもんは見えんです。患者を一人の人間として診る、そんなのはごく当然のことだが、それがまったくできていない。薬だけでどうこうしようとしたって、どうにかなるもんじゃない」

ちなみに二〇一五年九月に出された『統合失調症薬物治療ガイドライン』（日本神経精神薬理学会編）の初回作成時のタスクフォースメンバーの議長は、I病院理事長であり東京女子医科大学教授であるIJ氏が務めた。その際、利益相反情報が公開され、その資料によるとIJ氏は二〇社近い製薬企業（その他学会や出版社等）から研究補助金、講演料、原稿料等を受領している（金額は非公開のため不明）。

これは他のメンバーに比べて、ダントツとは言わないが、関係先の数としてはトップである。

建前上はガイドライン作成の手続きは科学的であるということになっているが、製薬会社から謝礼を受けているる人たちが作るガイドラインがどういうものになるか、容易に想像がつく。言葉は悪いが、泥棒の親が泥棒の息子の裁判長を務めているようなものだ。

「大学にしても、プロパー（製薬会社の営業）が医局で文献を配ったり、先生たちを〝指導〟しているわけです。製薬会社にみんな染まって、もうどうにもならん状況です」と笠医師は嘆く。

ある精神科医も同様に、現代の精神医療を次のように表現した。

「国際製薬企業に牛耳られた医療。それが現実です」

製薬資本が精神医療に及ぼす影響を無視して、この世界は語れない。多国籍化した巨大企業、製薬会社はかつて日本に「うつ病キャンペーン」をもたらしたように、世界中に自ら作った「流行病」をまき散らし、マッチポンプよろしくその薬を製造し続けることでなんとかその巨体を支えざるをえない状況なのだ。

そうした〝経済活動〟の陰で、いったいどれほどの人生が犠牲になっていったのだろう。悪夢のようである。

第六章　精神科と自殺

大量の薬

ここでI病院事件を離れて、もう一つの事例を考えてみたい。笠医師の指摘がほぼそのまま当てはまると思われるケースである。I病院が精神科への入院治療の問題としたら、こちらは外来で行われた狂気の多剤大量処方の物語だ。しかしこれは、第一章から第五章まで述べてきた陽さんに施された医療同様、症状を抑えるために薬を使い続ける日本の精神医療の典型でもある。

次に掲げるのは、二二歳のある男子大学生に処方されていた一日分の薬の一覧である。

《向精神薬》

パキシル20㎎　二錠　（抗うつ薬、ＳＳＲＩ）

ヒルナミン25mg　一錠　（抗精神病薬）
ピレチア25mg　六錠　（抗パーキンソン病薬）
アモキサンカプセル25mg　三カプセル　（抗うつ薬）
アキネトン1mg　六錠　（抗パーキンソン病薬）
ベンザリン5mg　二錠　（ベンゾ系睡眠薬）
フルニトラゼパム2mg　一錠　（ベンゾ系睡眠薬）
ランドセン0・5mg　二錠　（ベンゾ系抗てんかん薬）
ジプレキサ10mg　二錠　（抗精神病薬）
ラミクタール25mg　一二錠　（気分安定薬）
インヴェガ3mg　四錠　（抗精神病薬）
エビリファイ12mg　二錠　（抗精神病薬）
エビリファイ6mg　一錠
ツムラ防風通聖散エキス　三包
《向精神薬・頓服》
トリアゾラム0・25mg　一錠　――不眠時　（ベンゾ系睡眠薬）
アルプラゾラム0・4mg　一錠　――不安時　（ベンゾ系抗不安薬）
ロナセン4mg　一錠　――イライラ時　（抗精神病薬）

《向精神薬以外》
アレロック５mg　一錠　（アレルギー性鼻炎薬）
イリボーＯＤ５　一錠　（過敏性腸症候群の薬）
リズミック10mg　二錠　（低血圧の薬、交感神経亢進薬）
マグミット３３０mg　六錠　（便秘薬）

処方された時期は、二〇一五年八月。一日に向精神薬だけで四七錠服用していたことになる。内訳を見ると、抗精神病薬が五種類、抗うつ薬が二種類、ベンゾジアゼピン系薬剤（睡眠薬と抗不安薬、抗てんかん薬）が五種類、抗パーキンソン病薬が二種類、気分安定薬が一種類。

これらを処方したのは、この学生が通う国立大学の付属病院（仮にＨ大学病院とする）の精神科の医師である。この学生はこうした薬を一年ほど服用、転院したのち減薬を始めて三か月後の二〇一六年一月二七日、自ら命を絶った。自身の通うＨ大学の校舎八階から飛び降りたのだ。即死だった。

その青年が最後に見たものは何だっただろう。私はふと考えることがある。二〇一六年一月二七日午後一時頃。この地方の当日の天気は曇り時々晴れだった。前々日には雪が降り、キャンパスのところどころにはまだ白い雪が残っていたかもしれない。最高気温一一度。屋上にはバッグと愛用のＩｐａｄがきちんと並べて置かれていた。そして青年は、おそらくは後ろ向きで、背中のほうから、地面に向かって落ちていった。

その青年が最後に見たものは何だっただろう。

青年の名前は岡野直樹さんという。享年二二歳。

「直樹はその日、赤いダウンジャケットを着ていました」

母親の岡野里美さんは私の取材にそう話してくれた。当日着ていた真っ赤なジャケットとジーンズは生前直樹さんが使っていたベッドの上に今でもきれいにたたまれ、置かれている。

「ジャケットが警察から戻ってきたとき、私はとても見ることができませんでした。でも、捨てることもできず、母が洗ってくれました。そうしたら、母が言うんです、洗っても洗っても沁み込んだ血が出てくるよ。直樹の体からいったいどれだけの血が流れてしまったんだろうねって」

直樹さんのカルテにも自殺のことは記されていた。最後に直樹さんが入院していたある民間病院（仮にＭ病院とする）のカルテである。

1月27日　Mo〈母〉より電話。事務にて対応。
本人が多額の買い物をカードでしていたことを母が電話で本人に注意したところ、死ぬといった内容の言葉を言い、電話が切れた。その後本人に電話がつながらず、当院に電話。

↓（事務より）まずは警察に連絡をと伝えたとのこと。
13時40分 policeより連絡。H大学教育学部の建物よりとびおり。本人は病院に搬送（病状については不明）、警察通報あり。病状等の確認。病歴、投薬内容等回答した。

事実はこの通りである。冒頭掲げた薬を飲む過程で、直樹さんは課金ゲームに夢中になり、さらにカードで買い物を重ねるようになった。しかし学生の、しかも病気療養中の身。返済などできるはずもなく、借金はすべて母親である岡野さんが尻拭いしてきた。当時、カード会社から督促状や返済を迫る電話やメールが連日のように届いていたという。

そのことを責めたために、息子は死んでしまった。岡野さんは心の底から悔いている。もちろん、自殺の本当の理由はわからないし、原因は一つではないはずだ。右記のような精神科の薬が自殺の後押しをすることも、ときにある。

そもそも、これだけの種類、量の向精神薬はなんのために必要だったのだろう。

向精神薬は脳の神経伝達物質のバランスを変える。うつ病や統合失調症等はモノアミン（モノアミンとはドーパミン、ノルアドレナリン、アドレナリン、セロトニン、ヒスタミンなどの神経伝達物質の総称）と密接な関連があるという前提のもとに、治療薬である抗うつ薬や抗精神病薬等は作られている。精神疾患にモノアミンが関わるとするこの説はモノアミン仮説と呼ばれているが、あくまでも仮説であり、うつ病や統合失調症の原因がセロトニンやドーパミンに関連するということはいまだ証明されていない。

にもかかわらず、現場の医師はいまだこの仮説にしたがって、薬を処方している。仮説が正しければ、つまりうつ病の原因が脳内のセロトニン濃度の低下にあるという仮説が正しければ、セロトニンの再取り込みを阻害することで濃度を上げるSSRIは即効性があるはずである。しかし、効果が出るまで二週間かかるという。この理屈は非合理的であるし、実際英国のアービング・カーシュは『抗うつ薬は本当に効くのか』（エクスナレッジ、二〇一〇年）の中で、「抗うつ薬は効果の点ではプラシーボと大差なく」、「うつが脳内化学物質のバランスが崩れて起きるという考え方は神話だと確信している」と書いている（同書一六一―一七頁）。

このようにモノアミン仮説はほぼ否定されているが、こうした薬を取り込むことで、脳内では確実にモノアミンに変化が起きる。抗うつ薬を大量に摂取すれば脳内にあるセロトニンに多大な影響を及ぼすし、抗精神病薬を大量に服用すれば、その働きであるドーパミンの遮断率は上がり、ドーパミン濃度は低下する。

向精神薬は大きく、気分を上げるアッパー系と、気分を落ち着かせるダウナー系の薬に分けることができるが、それらを一緒に、大量に飲むということは、車で言えばアクセルとブレーキを同時に踏み続けるのと同じである。車なら壊れている。人間ならいったいどういう気分になるものだろうか。「ジェットコースターに乗っているような感じがした」と表現した人もいる。それくらい気分の上がり下がりが急激になるということだろう。

カルテを見ると、直樹さんも常に「気分の上下が激しい」と訴えている。しかし、医師はそれに対して、気分安定薬（使われたのはラミクタールという薬）を投与して気分の波を平坦化しようとした。

問題の始まり

そもそもなぜここまで薬が増えてしまったのだろう。最初からの経過をたどってみれば、その理由が見えてくるかもしれない。

直樹さんがはじめて精神科にかかったのは二〇一二年一一月、大学一年生のときだった。現役で国立大学に合格し、親元を離れて一人暮らしをして七か月後のこと。それはまさに陽さんと同じ状況と言える。最初の病院への通院は短く、カルテもないので、他の医療機関のカルテに書かれたものを引用する。

> 小学校時代より、対人交流が苦手であり、いじめを受けていた。中学高校時代もいじめがあり、学校を休むこともあったが、規定日数通学され、H大学理学部に現役で進学した。本人からの情報では成績は優秀であったが、対人関係の問題で抑うつ気分、不眠、心窩部《しんかぶ》痛を認め、1年生の後期から幻聴、注察念慮（誰かに見られているような気がすること）、被害念慮が出

現した。××神経内科クリニックに通院され、リスパダール内服にて軽快し、治療中断されていた。

ここに書かれていることは、直樹さんが勘違いして医師に告げたものか、あるいは医師の聴取が中途半端なものだったのかわからないが、事実ではない。最初に受診した病院で直樹さんにはすでにジプレキサが処方されているのである。直樹さんがのちに年金保険料免除のため年金機構に提出した「病歴・就労状況等申立書」にはそう書いてある。

「人に利用されている。人にばかにされている。自分の考えが他人にもれているような感覚」になったため受診した。しかし、「申立書」を書いたのは二〇一五年一〇月である。すでに前記のような大量の薬を服用しており、三年前の症状をどこまで正確に記憶して書いたものかわからない。ともかくそのときははっきりした診断もないまま、ジプレキサを三週間分もらい、どれくらい服用したかは不明だが、症状がおさまったので、通院はごく短期で終わった。

しかし、一年半後の二〇一四年六月、再び症状（このときは不安感や不眠）が出たため受診したのが××神経内科クリニックで、そこでリスパダールが処方された。不安感や不眠の訴えに対して、リスパダールという抗精神病薬が処方されているが、もしかしたら直樹さんが以前飲んだジプレキサのことを医師に告げたため、同じ抗精神病薬の処方になったのかもしれない。

その主治医が出した診断書には「**身体表現性障害**」という病名が書いてある。身体表現性障害とは、さまざまな身体の不調が長く続くのに、これといった病気が見つからない障害のことをいう。対人ストレス反応性の腹痛、不眠、吐き気などのため、通学できなかったということを証明するための診断書だ。書かれたのは、六月三日。

その四か月後の一〇月一〇日。直樹さんは、再び被害妄想や悪口などの幻聴を認め、▽▽第一病院を受診した。ここで統合失調症と診断されたが、直樹さんは家を出て一人暮らしをしていたため、その間の出来事を母親の岡野さんはまったく知らずにいたという。薬はこの病院であっという間に増えたのである。

カルテを見ると、初診時、直樹さんは医師に、小、中、高校でいじめられたと話し、対人関係が怖い、人と話すのが苦手、不眠を訴えている。直樹さんには軽い脳性まひがあり、いじめの原因はそれが関係しているかもしれないと岡野さんは言うが、仲のよかった友だちも数名いたとのことだ。直樹さんはさらに、光が眩しい。光が痛い。お腹の調子が悪い。人の声が気になる。そのため普段はイヤホンをしている。幻聴があることなどを医師に話した。

その日に処方された向精神薬は、

リスペリドン内用液2㎖　二包　（リスパダールのジェネリック・抗精神病薬）
ブロチゾラムOD錠0・25㎎「アメル」一錠　（チェノジアアゼピン系睡眠薬）

最初はたったこれだけの処方だったが、これがすべての始まりとなった。

死にたい気分

二八日分処方されたが、一週間後には薬が増えている。カルテにはこうある。

リス（リスペリドン）のサイドエフェクト（SE）（副作用のこと）として、体の重い感じがシンドイとのこと。リス液、頓服としてもらう。インヴェガが徐放で、腎排泄と説明。Try してもらう。

ということでインヴェガ３㎎が二錠、追加処方になった。インヴェガは抗精神病薬で、多くの薬が肝臓で代謝されるのに対し、この薬は腎臓で代謝されるという特徴がある。

このインヴェガ処方のわずか四日後には、さらに以下の薬が追加された。

ジェイゾロフト25㎎　一錠（抗うつ薬、ＳＳＲＩ）
ランドセン０・５㎎　一錠（ベンゾ系抗てんかん薬）

受診は一週間ごとだったが、四日後に追加処方になったということは、直樹さんが予約日より早く受診し症状を訴えたため、薬が追加されたということだろうか。

ともかく、このような調子で薬は瞬く間に増えていった。この一〇日後には、インヴェガが二錠から三錠に、また、ジェイゾロフトが25㎎から50㎎に増え、ランドセンが一錠から三錠に増えている。その他、ブロチゾラムはそのまま一錠、また、低血圧を訴えたのか、起立性低血圧の薬や過敏性腸症候群の薬も出ている。

その間、直樹さんは下宿先でパニック発作を起こし、自ら救急車を呼んで国立の精神医療センターに一泊入院した。そのときになってはじめて母親の岡野さんが呼び出され、息子がたいへんな状況になっていることを知ったのである。岡野さんが言う。

「施錠された閉鎖病棟の分厚いガラス越しに見た息子は、一か月前に会った息子とはまったく別人のようでした。無精ひげでどす黒い顔をして、視線はどこを見ているかわからず、私のほうを見ても表情をまったく変えず、ずっと虚ろなままでした」

岡野さんは直樹さんを自宅に連れ戻した。大学は休学としたが、通院は続き、薬はさらに増えていくことになる。

パニック発作の一泊入院から三週間ほど経った一二月五日の処方に、パキシル（ＳＳＲＩ）10㎎が登場する。それとアルプラゾラム（ベンゾ系抗不安薬）０・４㎎三錠が新たに加わった。

パキシルを飲みはじめて二週間が経過した一二月一九日のカルテには、

死にたい気分になった。

とある。直樹さんがカルテの中で、はじめて希死念慮を訴えたのがこのときだ。この希死念慮の出現のため、四日間ほど入院することになったが、退院時の処方でさらに薬が増えている。とくに目立つのはパロキセチン（パキシルのジェネリック）の増量である。これまで10mgだったものが20mg、それが二錠（40mg）になった。

SSRIの一つ、パキシル（パロキセチン）は、陽さん（I病院事件の被害者。第一章～第五章参照）が引っ越し業者へ暴力を振るった事件を誘発したかもしれないアクチベーション・シンドロームという副作用のある薬だ。その他パロキセチンの添付文書には、赤字で以下の「警告」が出ている。

「海外で実施した7～18歳の大うつ病性障害患者を対象としたプラセボ対照試験において有効性が確認できなかったとの報告、また、自殺に関するリスクが増加するとの報告もあるので、本剤を18歳未満の大うつ病性障害患者に投与する際には適応を慎重に検討すること」

効果がないばかりか自殺のリスクが増大する。とくに若者に関してはそのリスクが二倍になるとの報告もある。このとき直樹さんは二一歳だったが、「使用上の注意」の項には「24歳以下の患者で、自殺念慮、自殺企図のリスクが増加する」との表記もある。

「死にたい気分になった」と訴えたために入院した患者にこうした薬を四倍量処方して退院させ

るというのは、理解に苦しむ。しかも、そのとき同時に処方されていたジェイゾロフトもＳＳＲＩであり、パロキセチンと同様自殺関連で慎重投与を求めている薬であるから相乗効果もあったはずだ。

「パキシルを飲みはじめて一週間くらい経ったあたりから、直樹は毎晩のようにいのちの電話にかけていました。暗い声で、死にたいです、死にたいですと言うのが聞こえて、私は部屋の外で声をかけるのも怖くてただただ泣いていました。その二か月前には友だちと北海道旅行に行って、今度は家族みんなで行きたいと、それは楽しそうに帰ってきたのに、たった二か月で死にたい死にたいと知らない人に電話をしているなんて、信じられない気持ちでした」

二か月前に北海道に旅行に行き、帰ってきた直後に直樹さんはこの病院を受診しているのだ。カルテにはこうある。

> 9月終わりに友人三人と北海道旅行に行っていた。その途中から体調が悪くなって症状出現。帰宅後休んでも症状は継続した。

直樹さんは少し無理をして母親に楽しかったと報告していたのだろうか。

本人希望で増薬中

その後直樹さんは受診ごとに「悪化している」「気分が落ちる」と医師に訴え、二月一〇日のカルテには

本人希望で増薬中。

との文字が見える。

直樹さんは理数系が得意だった。大学は理学部だったが、将来は薬学部に入って、薬の研究をしたいとの夢を抱いていた。したがって、向精神薬について調べ上げ、自分の症状を改善すると思われる薬を医師にリクエストしていたらしい。

私の手元には、当時直樹さんが薬を学ぶために使っていた一冊のノートがある。中枢神経の仕組みについて勉強し、鎮痛剤、睡眠障害の薬、抗うつ薬等について、図や絵、化学記号などを入れ込みながら専門的な勉強をしていたことがわかる。

しかし、それらを読むと、多くが薬の効能のみ書かれており、副作用についての考察はあまりない。薬の教科書など図書館や本屋で手に入る本にはこの類のものが多い。おそらく直樹さんも、そうした本から薬を学んでいったのだろう。部屋にはたくさんの薬に関する書物が残されていたそうだ。

「本人希望で増薬中」と書かれたその日に増薬となったのは、アモキサンカプセル25mg六カプセル（抗うつ薬）、バレリン錠２００mg三錠（気分安定薬）、ロヒプノール２mg一錠（ベンゾ系睡眠薬）、ジ

プレキサザイディス10mg二錠（抗精神病薬。ジプレキサと効能は同じ。水なしで飲める）、ピレチア25mg三錠（抗精神病薬。この薬は少し前から追加となっている）である。ちなみにジプレキサ20mgは処方最大用量だ。

本人が望むと、医師はこれだけの薬を無条件に出すということなのだろうか。だとしたら、なんのための〝専門家〟なのかと驚くばかりだが、直樹さんは母親に主治医のことを「すごくいい先生」と話していたそうだ。「いい先生」とは、自分の望む薬を薬屋のごとく、いくらでも出してくれるという意味で「いい先生」だったのではないだろうか。

直樹さんにはすでにこの時点で「統合失調症」と告げられていた。多くは本人への告知はしないものである。病名が絶望感を引き起こすからだ。告知を受けたとき直樹さんは二一歳だった。付き添いもなくたった一人で受診した病院で、あなたは統合失調症であると告げられた二一歳の青年は、何を考えただろう。将来は抗がん剤の研究をしたいと言っていた学生である。もしかしたら、何としてでもこの病気を治したいと考えたのではないだろうか。その結果が次から次への薬のリクエストだったとしたら……。

向精神薬は精神疾患を治せない。多くの量を飲めば、それだけ効果があるというものでもない。それどころか、複合した副作用のため、それこそ脳はカオスとなる。

パロキセチン増量で退院となったあたりから、直樹さんは夜中にオーバードーズをしては病院に運ばれるようになった。岡野さんが言う。

「それでも病院から連れて帰り、薬が抜けると子どものように私に抱きつき、泣きながら、母さん、俺死にたくないよ……死ぬのが怖いよ……。誰かが死ね死ねって言ってる気がする。そう言って泣いていました」

二〇一五年二月一五日のカルテには、「ふと死にたい感覚で、一気に内服した。下宿で」とある。飲んだのはリスパダールで、このときは一日入院をしている。

いったん自宅に帰ってきたものの、この時期、直樹さんは一人で下宿に戻っていた。大学は休学していたが、アルバイトや勉強をしたい、というのが母親に告げた理由だが、一人暮らしの生活で、オーバードーズは頻度を増していったようだ。それは直樹さんがいつも手にしていたＩｐａｄの中に、薬の写真やツイッターへの投稿などとして残されている。

大学病院の高度医療

結局、直樹さんはこの病院では自分の病気はよくならないと考えたのだろうか。自身の通う大学の附属病院への転院を希望し、三月五日に紹介状を持って受診している。Ｈ大学病院への転院は高度医療を求めてのことだったとカルテには記されている。

そのときも直樹さんは医師にさまざまな症状を訴えた。いじめられたこと。人と話すのが苦手なこと。運動ができないこと。しかし、大学ではいじめはなかった。かわりに、テストの前になると寄ってくる人がいて、自分は利用されていると感じたこと等々。
直樹さんは人間関係についても語っている。サークルの後輩の女の子と仲よくなったが、その彼氏が自分の彼女に手を出したということで陰口を言いだした。それがきっかけでみんなが自分の悪口を言っているという思い込みや不安感、不眠が出てきた。結果、大学に行きづらくなり、▽▽第一病院を受診することになった。

人に自分の心の中を見られたり、人がいなくてもそういうことがあります。気分の浮き沈みがあります。基本的には落ち込んでますけど。幻聴もありますが、気にならないぐらいテンションが高い時があります。ジェイゾロフトが効果なくて、パキシルにしてもらって、アモキサンも効果弱くて、増やして楽になったんですけど、2週間に一度上がる時があります。電気けいれん療法はできませんか？　ここで入院できませんか？

それに対して転院先のH大学病院の医師はまずは「診断保留」とし、続けてこう書いている。「元々の病状に薬剤性の副作用が重複することで状態が複雑となっている」。一方で、「本日の診察では、本人が現在の処方で落ち着いていると話されていることから、処方変更の必要性はない」。
直樹さんが希望している電気けいれん療法については適応とは判断できず、入院を希望しているが、入院も適応ではないということで断っている。できることは、週に一度の外来のみの対応。もし、入院の必要が出てきたら、元の▽▽第一病院に入院をお願いするようにと伝えている。

こうした記述でまず驚くのは、医師の冷たさだ。やる気のなさと言ってもいい。他の医療機関で処方がここまで膨れ上がった患者はいかにも「面倒」と言わんばかりである。

この時点で、直樹さんは「本人希望で増薬中」として増薬された薬、抗精神病薬三種、抗うつ薬二種、気分安定薬一種、ベンゾ系薬剤（睡眠薬、抗不安薬、抗てんかん薬）五種を飲んでいた。もちろん、突然の断薬はご法度だが、本来なら薬の量が多すぎることを本人に伝え、減薬の方向性を示すのが精神科医としてあるべき姿ではないだろうか。もちろん、この医師も薬の多さは認識していた。にもかかわらず、この後の診察の過程で、直樹さんの告げる症状と薬の効果を天秤にかけながら、減薬の必要性をカルテに書きつつ、結局のところ薬が増えていくという経過をたどるのだ。

薬だけで何とかしようとする

岡野さんは直樹さんの付き添いとして、▽▽第一病院の主治医とH大学病院の主治医に会ったことがある。もちろんこの頃は精神科の治療によって直樹さんの状態は改善していくものと信じていたが、薬の量の多さには不信感を抱いていた。そのことを遠慮がちに口にすると、二人の医師はどちらもこう答えたと言う。

「いやあ、息子さんがどうしてもって、薬を欲しがるから、僕も仕方なく出しているんですよ」

確かに、直樹さんはデパス（抗不安薬）をどうしても出してほしいとＨ大学病院の医師に掛け合い、結果出してもらえなかったため、元の▽▽第一病院に戻って懇願している。

カルテにはこうある。

寝る前に不安になる。それがしんどくてデパスほしいが、Ｈ大では出してもらえなかったから、こっち（第一病院）でもらおうと思った。Ｈ大では、デパスほしいなら、出してくれる病院に行くようにといわれた。

結局、どちらも断られたので、直樹さんはその日のうちにある心療内科を受診し、そこでデパスを処方させている。これは薬を手に入れるためだけの受診である。

この例からもわかるように、直樹さんが要求した薬は多くが抗不安薬と睡眠薬である。この二つには依存性がある。効き目が少しずつ薄れていく。同じ効果を続けて得ようとすれば、量を増やさざるをえない。直樹さんはこのときこうした依存性のある薬を五種類飲んでいた。すでに薬物依存状態である。したがって、この二人の医師がデパスの処方を断ったのは正解かもしれないが、そこまで薬物依存に陥らせたのは、いくら患者が欲しがったからと言っても、欲しがるままに処方し続けたこの医師たち、とくに前医の責任は大きい。

直樹さんが高度医療を求めて受診した、そのH大学病院ではいかなる治療が行われたのか。経過を見てみよう。

最初に受診したのが二〇一五年三月五日で、三週間後の三月二六日のカルテによれば、

表情乏しい。中途覚醒、食欲良好、幻聴、死ね。思考吹入《すいにゅう》〔考えが外から吹き込まれるという体験〕。嚥下不良、眼球運動の鈍麻。呂律不良、両手の振戦あり。病的体験継続。

とあり、これらの症状のいくつかを医師は抗精神病薬の副作用ととらえて、アキネトン1mg二錠（錐体外路症状を抑えるための抗パーキンソン病薬）を追加処方している。

四月二日には、既述の通り、直樹さんはデパスを要求している。

友人がデパスを飲んでいるので、不安に対してデパスが欲しいと要求。デパスについては、今後依存形成していく可能性があること、作用時間が短いことなど説明し、処方せず。まずは現在内服している薬剤の中での調整を。アルプラゾラム頓服で内服できるように調整。

結局、デパスは処方しなかったが、アルプラゾラム0・4mg一錠が頓服で上乗せ処方となっているのだ。デパスに依存形成があるため処方できないと書いているが、アルプラゾラムも同様依存形

成のあるベンゾ系抗不安薬である。デパスがダメでアルプラゾラムならいいという、その理由がわからない。

一週間後の四月九日。この日もほとんど症状は変わらず、医師は前回処方した「アルプラゾラム増量は効果が乏しい」と書き、嚥下困難を訴えたため、アキネトン1mg二錠が三錠に増量された。効果が乏しいとしながらも、アルプラゾラムはそのまま処方している。

四月一六日。「幻聴や考えが入るのがひどくなることがある」との訴えに対して、医師は、「幻聴が主体の病状」と考え、「アルプラゾラムではなくロナセンを頓服として処方してみる。効果見ながら調整を」という方針に変更した。頓服のアルプラゾラムが突然中止となり、代わりにロナセン4mg一錠が頓服で処方となった。ロナセンは非定型の抗精神病薬である。この時点で抗精神病薬は四種類に増えた。

四月三〇日には、直樹さんが「ロナセンでいい感じ」と言ったものの、呂律が回っていないなど副作用が出たため、医師はアキネトンに加え同じ抗パーキンソン病薬のピレチアを三錠から六錠に増量している。そして、「気分の上下が激しい」との訴えに対して、「今後は気分安定薬で調整」していく旨記している。

その言葉通り、五月一四日にはデパケンの他、ラミクタール（どちらも気分安定薬）が処方に登場し、五月二八日には、さらにアモキサンカプセル（抗うつ薬）、アルプラゾラム（ベンゾ系抗不安薬）が追加となった。

六月四日。「薬剤を漸減中止していく」と書いたこの日、数日前に追加したアルプラゾラムが三錠から一気に一錠に減薬された。

六月一一日。

入院を前提とした大規模な薬剤調整が必要か。▽▽第一病院に相談。現在薬剤調整を行っているが、元来の症状が不明であり、診断ははっきりしない。薬剤の症状がどこまでか不明。

こうした記述以外にも、カルテには「原疾患が不明」という言葉もあり、いまだ診断がつかず、原疾患もはっきりしないまま、医師は薬の種類を増やし続けるのである。

この日は本人が頓服としてセロクエルを希望したので、リクエスト通り処方している。セロクエルは非定型の抗精神病薬である。また、ラミクタールが倍増された。

しかし、一週間後、「セロクエルでは効果乏しい」と考えた医師は、「本人に、突然死、悪性症候群の可能性について説明したうえでセレネースを処方」した。セレネースは古いタイプの定型抗精神病薬で、高力価（効き目が強く、その分副作用も強い）に属する。添付文書には医師が説明した通り、「重大な副作用」として、悪性症候群、心室細動、心室頻拍等が挙げられている。これによって、抗精神病薬が五種類となった。にもかかわらず、そのすぐ下に医師はこう記すのだ。

本人の訴え、希望にて前医で処方が多種多様になっている。薬剤調整を行っていく。

薬剤調整と書きながら、セレネースまで登場させ、抗精神病薬を増やしているのは、この医師自身である。この傾向はこのあともさらに続く。

自閉症スペクトラムを有する統合失調症？

六月二五日には、結局直樹さんの要望により、セレネースからヒルナミンへ変薬（どちらも抗精神病薬）。さらに、「本人が突然死のリスクはあるものの調整したいと希望あり」。それを受けて、医師はインヴェガを増量している。これは直樹さんが突然死をしてもいいから、インヴェガの増量を望んだということだが、医師は唯々諾々とインヴェガ3mgを三錠から四錠に増量したのだ。これで合計12mgとなり、これはインヴェガの処方最大用量である。

インヴェガ（一般名パリペリドン）はリスペリドン（商品名リスパダール他）の活性代謝物で、リスペリドンが日に二度の服用が必要であるのに対して、インヴェガは徐放剤として一日一回の服用ですむという特徴がある。この成分の注射剤はゼプリオンだが、これは発売以来三年ほどで八五名の死者（二〇一六年時点）を出している抗精神病薬だ。

さらにこの医師のコメントはこう続く。

長期加療が必要であり、紹介元での入院の上、加療が好ましいが、当院での外来加療希望。しかし、▽▽第一病院での入院について繰り返しすすめる。

依然として直樹さんへの治療に腰が引けていることが伝わってくる。それでも、ラミクタールを主剤とする治療を目指し、副作用に注意しながら漸増が必要な薬のため、医師はその方法に則って、増量を続けていくのだ。

七月七日。この日は代診だったが、直樹さんはこう訴えた。

先週か先々週くらいから夜眠れなくなったので、ベゲタミンを追加してほしい。今まで飲んだことはないが、知り合いからベゲタミンが良いと言われた。ベゲタミンがダメなら他の眠剤をお願いします。夜眠れなくてつらいので、何とかお願いします。

頭はぼさぼさ、体臭が漂う。目は虚ろ。抑揚なく話す。薬の変更、追加は主治医しかできないことを説明。

そして二日後、受診した直樹さんは主治医からベゲタミンは処方しない旨伝えられ、さらに元の

▽▽第一病院を再受診することを勧められている。

七月二三日にはラミクタールが２００㎎にまで増量され、デパケンが中止となった（デパケンの副作用である高アンモニア血症が出たため、ラミクタールに変薬していったのだ）。さらに、アモキサン（抗うつ薬）が幻覚症状増悪の原因になっている可能性を考え、アモキサンが半分の量に減薬された。

すると翌週すぐに直樹さんは「アモキサンを抜いてから気分が落ちてきているようです」と訴える。さらに「人混みのなかにいくと妄想とかひどい」と言い、夜間に体感幻覚（皮膚を虫が這う感じ）、幻聴もある。

医師は、

幻覚症状増悪の原因になっている可能性を考え、アモキサン減量。気分の落ち込みの訴えあり、再度増量希望あるも、今日はこのままで〔としながらも、〕幻覚妄想の改善としてエビリファイを試してみる。12㎎から開始。

エビリファイは非定型抗精神病薬である。これで、抗精神病薬六種となった。

八月六日、この日には心理検査の結果が出ており、それによるとＩＱがかなり低下していたようだ。あれだけの薬を飲んでいれば、まともな頭の働きは不可能と思われるが、この検査の結果から医師は、ＩＱのばらつきを指摘し、「自閉症スペクトラムがベースに存在し、統合失調症が発症したか」と思いめぐらす。

> 最終的な確定診断とはならないが、暫定的に自閉症スペクトラムを有する統合失調症の診断で治療を行い、長期的な経過を確認していくなかで診断を再検討していく。

と書いているが、「自閉症スペクトラムを有する統合失調症の診断で治療を行」うというのは、実際どのような治療を意味するのだろう。これ以降の医師の処方を見ても、それはまったく見えてこないのである。

発達障害を背景とした症状を統合失調症と誤診されたケースはたくさんあるが、発達障害をベースに統合失調症を発症するというケースとは、いったいどういうことを指すのだろう。

児童精神科医の清水誠医師は『精神科セカンドオピニオン２』（シーニュ、二〇一〇年）の中で、次のように書いている。

「ＰＤＤ〔広汎性発達障害〕が統合失調症と区別されるようになったのは、ここ数十年のことだ。著者の経験でもＰＤＤが統合失調症と間違って診断されていたために治療効果が上がらず多剤治療となっているケースや、単剤であってもＰＤＤの薬剤過敏性の特徴から薬剤性に精神症状が出現しているケースが多くあった。このため特に『難治性の統合失調症』と言われているケースではＰＤ

Dが含まれている可能性が高い。PDDを正しく診断することにより、統合失調症概念は大きく解体され、統合失調症の診断・治療についても見直しが進むだろう。本稿が、そのことに少しでも寄与できれば幸いである」(同書五八頁)

清水医師はこのように期待を寄せていたが、その後の日本の精神医療が選んだ道は、この二つの「障害」を連続的なものととらえることで、結局は統合失調症診断を守ったのである。統合失調症診断がなければ、抗精神病薬はレセプト上「適応外」となり、その多くは処方できなくなる。

直樹さんが自閉症スペクトラム(ここで言う広汎性発達障害)だったかどうかは、わからない。というのも、八月二〇日のカルテによると、医師は直樹さんの気分の変動や陽性症状の存在を指摘し、「統合失調感情障害の可能性が高いか」と診断への迷いを吐露しているのだ。統合失調感情障害とは、統合失調症の症状に躁病とうつ病の症状の両方が混在しており、寛解するが、再発しやすいとされている疾患である。

この医師の診断は千鳥足の様相を呈しながら、きちんとした診断がないまま、生物学的精神医学に則り、ひたすら薬物で調整することに汲々としている。

エビリファイ最大用量処方

医師は、直樹さんに起立性低血圧の症状が出ていることに注目し、「以前からの症状とは話されるも、薬剤性の可能性が強く、なるべく減量していきたい」とカルテに書いている。

低血圧は直樹さんにはかなり前から出ている症状で、その治療薬であるアメジニウムメチル硫酸塩が処方されたのが前病院に通院していた頃である。気になるのは、この薬が処方される二週間前にインヴェガ6mgの服薬が始まっていることだ。インヴェガの添付文書の「重要な基本的注意」の一項に、起立性低血圧のことが記されており、症状が出た場合、減量を行うこととあるのだ。インヴェガは二か月前に12mgに増えている。この副作用で起立性低血圧の症状が出ているのではないだろうか。しかし、医師が注目したのは、ヒルナミンのほうだった。「ヒルナミンは起立性低血圧増悪させている可能性あり。頓服中止」。しかし、定時薬の25mg一錠はそのままである。

一方で、ヒルナミンの頓服をなくしたことで医師は不安になったのだろうか。そのときエビリファイは12mgの処方だったが、「ドパミン亢進されている可能性あり、24mgへ増量」するのである。「ドパミン亢進」とは、つまり統合失調症の陽性症状が出てくる可能性を危惧しているということだ。さらにラミクタールも250mgまで増量されている。

一週間後、直樹さんはエビリファイが効いている感じがすると医師に告げている。幻聴が減ったと。しかし、まだ気分の波は激しい。それを聞いて医師は、エビリファイをさらに30mgまで増量した。30mgはエビリファイの最大処方用量である。

こうして、最終的にはこの章の冒頭に記したような処方内容になっていくのだ。ここまで処方を膨れ上がらせたのは、もちろん直樹さんが医師に処方を懇願したためでもあったが、直樹さんの訴える症状に対応するように、抗精神病薬の多くは医師が種類を増やし、量も増やしていったものだ。「薬剤の調整」とカルテに何度も書きながら、減らせた薬はごくわずかである。

冷酷な精神医療

H大学病院への最後の受診は九月三日となっている。

その日のカルテに医師はこう書いた。

> これ以上の調整については、当院では行わない。○○病院へ転院予定とのこと。早めに転院していただく。

結局、最後までこの大学病院の医師は、同じ大学の学生であるにもかかわらず、直樹さんをきちんと診療しようとはしなかった。カルテを読んでいて印象的なのは、医師と患者の会話がほとんど薬に関することばかりということだ。こういう症状にはこの薬がいい。飲んだところ、効果がある。増量。こういう薬を出してください。身体的な副作用が出るのでそれは処方できない。代わりにこういう薬を出そう。

薬で気分や症状をなんとかコントロールすることしか頭にないかのような薬の使い方で、そこにあるのは、まったく患者の内面に入ってこようとしない医師の姿だ。

ここに、直樹さんが行った文章完成法という心理検査の結果がある。そのいくつかを抜粋してみる。「――」以下を直樹さんが書いている。

・私が知りたいことは――どうしてこんな病気になったかを知りたいです。
・私の父――は、私が6才の頃協議離婚しました。
・死――にたい、死にたい。今考える希死念慮。自殺についてもいろいろ考えた。
・もし私の母が――死んだら自分も死ぬ。
・私がひそかに――思っていることは、楽に死にたいということです。
・ときどき私は――自殺について考える。
・私の不平は――精神病は差別されるということです。
・私の兄弟（姉妹）――妹はとてもかわいいです。
・私の顔――はみにくい。人々に笑われていると思う。
・私が思い出すのは――いじめられていたことです。
・私を不安にするのは――幻聴や幻覚です。
・友だち――は数人しかいないけど、みんなやさしいです。
・もし私が――死んだら、かなしんでくれる人はいる。

・私の母——は私より（身体的な意味で）強いです。
・もう一度やり直せるなら——生まれかわってネコになりたい。
・学校では——よくいじめられ、利用されてきました。
・恋愛——はしたくない。一生、独りでもいい。
・もし私の父が——離婚していなければ、私のＱＯＬは高まっていただろう。
・自殺——したこともある。自殺について常に考えている。
・私の頭脳——はおかしいと思う。
・私の気持ち——は少し沈んでいて、死にたい、自殺したい、ころされたいと思う。
・私の健康——はこの病気になってから、一気にダメになったと思う。
・どうしても私は——死ということばがあたまの中からきえない。
・家の人は——私について半分くらい理解してくれていると思う。
・私が羨ましいのは——健常者です。
・年をとった時——私は独りで死んでいるだろう。
・私が努力しているのは——薬理学の勉強です。

漢字で書くほうが適当と思われる言葉もひらがなで書いている。おそらく薬の影響と思われる。それにしても、これだけ心に重いものを抱えながら、カルテに残されている医師との会話には一切れが出てこない。直樹さんも話さなかったのだろうが、この心理検査を医師は見たはずである。それでもこの医師は直樹さんの内面に入ってこようとはしなかった。それだけでなく、これほど死への連想のある患者の場合、医師は家族に伝えるべきだろう。しかし、それも行っていない。これはいったい何のための心理検査だったのだろうか。

これを読んだとき、私は胸のつぶれる思いがした。

完成させた文章からもわかるように、直樹さんの両親は直樹さんが六歳の頃、離婚している。直樹さんは母親に引き取られたが、その後母親が再婚。「妹はとてもかわいいです」と言うのは、再婚してからできた父親違いの、歳の離れた妹のことだ。

両親の離婚は直樹さんに多少の影を落としていたかもしれない。なぜ離婚したのか。そのことで一度だけ母親に食ってかかったことがあるという。それでも直樹さんは懸命に生きようとしていた。母親が心配するからと病気のことはずっと黙っていた。母親が息子から告げられたのは、▽▽第一病院を受診する直前のことである。直樹さんは電話でこう言ったという。

「母さん、俺ね、実は一年の後期からちょっといろいろ大学であってね……。精神科にときどき通院してたんよ。母さんに心配かけたくなくて黙ってたんやけど……。なんか、俺もう大学、行けん気がする……。動悸が止まらんのよ」

第五章で田邊さんが指摘していた「情報の整理」（一七四頁参照）で考えれば、直樹さんの精神科受診の入口は、大学の人間関係ということになる。それでも現代の精神医療は、幻聴があればほとんどが統合失調症と診断する。幻聴はおそらく二一歳の青年を不安にしたに違いない。自分はどうなってしまうのだろうか。この病気を治すにはどうすればいいのだろうか。直樹さんは自分の病気を治したかった。治したかったから、薬の勉強をし、医師に考えた通りの処方を願った。電気けいれん療法まで希望して、助かりたいと思っていた青年が、なぜここまで「死」に憑りつかれてしまったのだろう。

前出の精神科医、野田正彰氏はこう言う。

「薬を飲むと、自分が自分でなくなっていくように感じることがあります。それは実存という意味で危機的状況です。薬のせいで思考はまとまらないし、感情は不安定になっていくし、これまで持っていた一定の自己像が揺さぶられることになります。問題はそうなったとき、本人が『もう自分はだめになっていってるんだ』と解釈することです。しばしばドクターからも『病気が悪くなっている』と告げられる。自分はだんだん悪くなっていく病気であると認識していくわけです。神経学的に、薬理作用として落ち着かなくなる面と、精神的に不安定になるのに加えて、人間の実存のレベルで、『結局、自分はダメなんだ』と思うわけですよ。だから、それが希死念慮を高める要因になる」

さらに、直樹さんの場合、この章の冒頭にも書いたが、薬による衝動性亢進からはまってしまった浪費癖という問題を抱えていた。直樹さんの浪費が始まったのは、H大学病院に転院してしばらく経った頃からだ。オーバードーズも何度も繰り返している。

借金を重ねる生活。それでも欲求を抑えられない精神状態。さらなる借金の積み重ね。それでも、直樹さんは借金を何とか返済しようとあちこちのアルバイトに応募しては、落とされていた。その不満は心理検査の中の「私の不平は――精神病は差別されるということです」という言葉に集約されている。

減薬

カルテを読むと、ほとんどH大学病院から追い出されるようにして直樹さんは転院となっている。しかし、その転院先の初診時の「相談記録」には、直樹さんが次のように語ったと記されているのだ。

> 幻覚、幻聴がひどく辛い。H大学病院にて大量のお薬を処方される（13種ほど）。減量をお願いするも、むしろ増えるばかりで不信に感じる。

岡野さんに確認すると、こういう答えが返ってきた。

「いつだったか、七月頃だったでしょうか、大量の薬と直樹がどんどん悪化しているのを見て、これはどう考えても薬の量がおかしいと思いました。体重も一〇キロほど太って、目つきもなんだかギラギラしてて、薬のせいでどんどん悪くなってるんじゃないかと思い、直樹に何度も薬がよくないことを話しました。そうしたところ、直樹もやっとそうかもしれんとわかってくれて。それで本人は確かH大病院に減薬のため入院したいと申し出たはずです。一度H大病院に私が付いていったとき話していたと記憶しています。でも、主治医からは、病室に空きがないからよそを探すようにと言われたのです」

岡野さんが診察に同行したのはカルテでは八月六日となっている。そのとき、岡野さんは直樹さんについてこう語ったと、カルテには医師の言葉で次のように書いてある。

> 高校までは成績がよくて、理数系はよかったけど、国語は3くらい。作文を書く能力は低くて、どこから書いていいかもわからなくて。面接にいっても病名を言ってたらアルバイトできなくて。下宿も想像していた以上にひどくて。お金の管理も難しくて。家でも基本的に寝ている状態で、生活の姿勢自体ができなくて、下宿でもごみがちらかって。

この日のカルテのどこを探しても、本人からも家族からも減薬・入院をお願いされたことなど一言も書かれていない。が、念を押すようにカルテの最後に、「入院は▽▽第一病院で」とこの医師は記すのだ。

ともかく、直樹さんは減薬を目的に大学病院から、自宅にも近いM病院へ転院となった。入院は二〇一五年一〇月八日で、六か月の予定。閉鎖病棟への任意入院である。

減薬は入院前から実施され、さっそく頓服のソラナックス（抗不安薬）が中止され、レキソタン（抗不安薬）、ヒルナミン（抗精神病薬）が減薬されていた。


多剤大量併用となっています。記銘力障害もその影響が強いと思われます。徐々に薬物調整を行っていきます。


とカルテにある通り、入院直後に、エビリファイ（抗精神病薬）30mg→18mg、アモキサン（抗うつ薬）75mg→50mg、ヒベルナ（抗パーキンソン病薬）150mg→75mgと減量が実施された。

カルテには、減薬をすると調子が悪いので薬を戻してほしいと直樹さんが訴える場面もあり、それに対して医師は「薬の増量希望強い。薬に対する依存性高い。薬以外での対応方法を見つけることも必要と説明」した。

一方で減薬が進んでいくと、カルテに書かれる言葉は肯定的なものが増えていく。「おだやか」「表情はまずまずおだやか」「おだやか、焦燥感目立たず」。

そうした間もエビリファイ、ヒベルナ、アモキサン、ベンザリン（睡眠薬）等の減薬が進んでいった。

じつはこの病院で直樹さんに彼女ができた。作業療法を一緒にやっていた統合失調症と診断を受けている女性である。一〇月二六日のカルテには、「友達になった人が退院になってから不安が強くなった」とあり、それがこの彼女のことのようだ。直樹さんは不安感のため、レキソタンを五回飲めるようにしてほしいと要望し、その一方で、ジプレキサは太るから、今飲んでいる20mgから10mgにしてほしいと、今度は減量を医師にリクエストしているのだ。

太るのを気にするのは、恋人ができたからだろうか。それにしても、薬を要求したのと同じ強さで、今度は減量を医師に要求しているのが気になる。

この点について、直樹さんが受けていた心理療法のカウンセラーは、カウンセリングを重ねる中で、直樹さんのことをこう分析した。

目的が決まると一直線に突き進もうとする性格傾向。

それが薬に対する姿勢にも現れていたのかもしれない。

一一月半ば直樹さんは外泊し、このときはじめて母親に「彼女ができた」とうれしそうに報告したそうだ。岡野さんも、もうこの子には彼女などできないだろうと思っていただけに、うれしかった。文章完成法では「恋愛――はしたくない。一生、独りでもいい」と書いていた直樹さんである。

岡野さんが言う。

「すべてがやっと振り出しに戻り、すべてがやっとこれからうまくいくと家族みんなが信じていました。それなのに……。よくなって見えたのは、きっと彼女ができた喜びや、減薬のはじめ頃までだったと思います」

一二月の半ば頃、直樹さんは六か月の予定だった入院を三か月で退院すると言いだした。それに合わせるかのように減薬も医師に自分で提案し急ピッチで行った形跡がある。

一〇月二六日にジプレキサを10mgにしてから、一二月一二日には「減らしたい」という直樹さんの要望で5mgとなった。エビリファイも同様に、とんとんと減らされて、一月二日にヒベルナと共にゼロになっている。

一月七日のカルテにはこうある。

> 母親から言われたけど、元気になったと。話しにくいのも少し良くなった〔呂律が改善された〕。1月9日に退院したい。しばらくOT〔作業療法〕に通いたい。

作業療法には彼女も通ってくるからだった。

医師のコメントは、

> おだやか、焦燥感目立たず。1月2日、エビリファイ、ヒベルナ中止後、精神状態やEPS〔錐

体外路症状〕に変化なし。1月9日よりOLZ〔オランザピン＝ジプレキサ〕中止希望あり。タスモリン〔抗パーキンソン病薬〕4↓3錠。

こうして直樹さんは減薬入院六か月の予定を半分に縮めて三か月で退院となった。減薬前の抗精神病薬のCP換算値は2675mgだったものが、三か月で925mgにまで減っていた。CP換算値とは抗精神病薬の薬理作用を大まかに比較するために用いる換算方法で、一般にCP換算値1000mgで大量処方とされる。直樹さんがいかに大量の抗精神病薬を服用していたかがわかる。

それでもまだ、インヴェガ（抗精神病薬）12mg、ラミクタール（気分安定薬）300mg、パキシルCR（抗うつ薬。CRは徐放剤の意）50mg、ベンザリン（睡眠薬）10mg、フルニトラゼパム（睡眠薬）2mg、ロゼレム（睡眠薬）8mg、タスモリン（抗パーキンソン病薬）3mgが残っていた。

現実が見えてくる

退院後は直樹さんは自宅で寝たきりのような状態になった。急な減薬が影響したのだろう。

岡野さんが言う。

「やっていることも話すこともまとまりがなくなりました。私の言ったことを聞いてないこともたびたびでした。何かにイラついている感じもあって、下半身の貧乏ゆすりも尋常ではありませんでした。ツイッターにも、あとでＩｐａｄに見つけたのですが、『つれー、つれー。原因はわかってるんだけどな。ベゲ（ベゲタミンのこと）ほしいけど、医者が出してくれんしなー』、そんな書き込みがありました」

離脱症状。さらに直樹さんに追い打ちをかけたのは、薬が抜けることで現実をはっきり認識できるようになったことだ。課金ゲーム、カードでの買い物。彼女ができてからは、いいところを見せようとしたのだろう、外食をしては直樹さんがおごっていたと、亡くなったあと、彼女から聞かされたと岡野さんは言う。

今、私の手元には直樹さん宛に届いた督促状の写しが一枚ある。他にもあったようだが、現在残っているのはこの一社のみだ。書面に書かれた日付は二〇一六年一月一五日。支払いの延滞が続いているため法手続き専門部署が担当することになったことを告げる書面である。請求額は二万四〇〇〇円だが、残高がまだ一〇万円近くある。

こうした請求が複数届き、見つけた母親が問いただしても、直樹さんはしらを切ったと言う。それでもいよいよ嘘が通らなくなるとようやく白状して、そのたびに岡野さんが精算してきた。父親は義理であり、直樹さんはもちろん、岡野さん自身連れ子の問題で頼るわけにはいかなかった。おそらくこうした家庭の事情は直樹さんも十分理解していただろう。

誰にも相談しないまま病気を一人で抱え、なんとか薬で治そうとした。助かりたかったから、直樹さんは薬の勉強をし、医師に薬を要求した。

しかし、エビリファイは医師が処方し、最大量まで処方量をあげていった薬である。じつはエビリファイは二〇一八年一月一一日に厚生労働省が副作用として新たに添付文書に「衝動制御障害」を追加している。衝動制御障害とは、病的賭博や病的性欲亢進、さらに買い物依存、暴食などを指す。エビリファイには衝動のコントロールが不能になるという副作用があるということだ。

「そんな副作用のことを今さら……」と岡野さんは唇をかむ。「それでもあのとき知っていれば、少しは違っていたのでしょうか。あのとき直樹はエビリファイを最大量飲んでいました」。

直樹さんのカードでの買い物やゲーム依存はこの薬が背景にあったのかもしれない。さらに複数の抗うつ薬も直樹さんを「軽躁状態」にしただろう。多数のベンゾ系薬剤は「脱抑制」を起こして、さらに衝動性を亢進させたことだろう。

それが、薬が減っていくことで憑き物が落ちたような状態となる。われに返ってみれば、払いきれないほどの借金があった。彼は督促状を見て、どんな気持ちになっただろう。母親には迷惑をかけたくない。お金があり余っているわけではないこともよくわかっている。携帯がいくら鳴っても直樹さんは母親の前では絶対に電話に出なかったと言う。おそらく、カード会社からの督促の電話だったのだろう。ジリジリ焼けるばかりの焦燥感。逃げ出したいほどの恐怖感。消えてしまいたいほどの自責の念。

ただ、カルテは素っ気ない。外来受診をした、一月一八日のカルテ。

まあボチボチです。タスモリン、昼のを忘れてもなんともなかった。

そして、医師の「おだやか」という文字。直樹さんは風邪をひいたのか、風邪薬を求め、ＰＬ配合顆粒が処方された。また、タスモリンを飲み忘れても症状が出なかったことから、タスモリンが減薬になっている。

一月二六日。最後の受診日のカルテである。

予約外受診（薬がない）。雪の影響で昨日（予約日）来れなかった。
夜、眠れはするけれど、中途覚醒すごい。23時頃寝て、7時半に起きる。1時とか3時とかその辺で目が覚める。
風邪治っていないので、もう一週間ＰＬ処方。
表情、落ち着いている。中途覚醒は頓服で対応してもらう。変わりない様子。

変わりない様子……。しかし、その翌日、直樹さんは校舎から身を投げた。

その日にも翌日までに一三万円を払わないと法的措置をとると金融会社からの督促状が届き、それを見た岡野さんが驚いて、入院保険の手続きのため大学に出かけていた直樹さんに電話を入れたのだ。

最初はいつものように知らないと言い張り、それでも問い詰めると、じつはこれだけでなくさらに三〇万円ほどの借金があることを白状した。あまりの金額に岡野さんは驚き、直樹さんを責めた。

「あなた学生でしょう！　支払い能力もないのになんでこんなことしてるの！」

「ごめんなさい……。入院保険が入ったらそれで返すから……」

「保険はそんな遊びの補てんに使うもんじゃないでしょう！　それに今までそんなお金じゃ足りないくらい、ゲームだ、遊びだって、母さんすでに一〇〇万円以上どぶに捨ててきたようなもんなのよ！　どんだけ母さん苦しめたら気がすむの？　頭おかしいよ！」

岡野さんは興奮して畳みかけるように言ってしまった。ハッとしたときには遅かった。

突然直樹さんの声色が変わり、

「ごめんなさい……死んでお詫びします。保険が入ったらそれで全部清算してください」

それが最後だったと言う。そのあといくら電話を入れても、つながることはなかった。おそらく携帯電話は捨ててしまったのだろう。とにかくどこかに連絡しなければ……。岡野さんがM病院に電話を入れたことはカルテにも残っている。直樹さんの携帯電話は、亡くなったあと、警察の捜索でも見つけることはできなかった。

このとき直樹さんはいまだ、添付文書に「自殺」関連の記載の多いパキシルを50㎎服用していた。この50㎎は処方用量オーバーである。パキシルのうつへの処方は最大40㎎だ。しかし、この前々日は雪のため受診できず薬が手元になかったし、なぜか薬をもらってきたその日の夜（自殺の前夜）の薬も飲まずにそのまま残っていたという。

私の手元にあるカード会社からの請求書によると、二万四〇〇〇円の支払い期限は、自殺する二日前、一月二五日だった。

救いはあるか

精神医療は直樹さんに何をしたのだろう。

カルテを追って見えてきたのは、医師は単に薬を出し続けた、馬鹿のように本当にそれだけのことしかやってこなかった、という事実である。何とか病気を治したいと高度医療を求めてすがった国立の大学病院、しかも直樹さん自身が通う大学の付属病院で行われた精神医療。

私は、H大学病院の主治医に「なぜ彼は精神医療で救われることができなかったのか」と手紙を書いた。この医師にはそれ以前の▽▽第一病院の医師が処方を膨れ上がらせ、己はそれを「引き継いだ」だけという意識があったのだろうが、そうしたことも含めて、直樹さんに施した治療についての考えをじかに聞いてみたい思いにかられた。

三度、手紙を書いたが、三度とも、返事はなかった。

ところで、二〇一七年九月二八日、東京高等裁判所は注目すべき判決を下している。

統合失調症の患者が自殺したのは主治医（開業医）が適切な対応を行わなかったためだとして、医師側の責任を認め、損害賠償約一二五〇万円の支払いを命じた。一審判決を覆しての判断である。自殺の責任を精神科医に認めるこの裁判結果は、精神医療裁判での勝訴が絶望的な現在において稀有と言ってもいい判決で歓迎したい一方、私にはなぜこの患者が自殺に至ったのか、審理の過程で示されたその理由の部分で不満が残る。

被告となった主治医は、女性患者が他病院に入院した際に増えてしまった薬剤の調整を行っていた。自殺は直樹さん同様、その減薬の過程で起こったのである。

原告である夫は、「自殺予防のための緊急措置を取らなかった過失や、抗精神病薬を整理、減量化したことの過失」などを主張した。これは原告としてみれば、統合失調症であるから、薬物治療を続けるべきだったとの主張につながるものである。

確かに、抗精神病薬を整理、減量化したことで、希死念慮が出てきたのであろうが、それは原疾患の再燃というより、私には向精神薬を減薬するときに出てくる症状（離脱症状）による悪化のように見える。記事を読むと、これも直樹さんの場合と同じく、減薬のペースが非常に速いのである。その場合、脳はそのペースに追いつかず、制御不能な状態となる。

安易な減薬は患者を死に追いつめる。本来なら、その安易な減薬が裁判の対象となるべきだが、この裁判での争点はそこにはない。あくまでも統合失調症だから、薬物療法は続けるべきだった、にもかかわらず薬を減らした、あるいは減らした薬を増やさなかった、その責任が問われ、さらに自殺という結果を予見できたか否かが争点となった。高裁が認めたのは、医師の自殺予防のための「注意義務違反」である。

統合失調症患者の自殺率はずば抜けて高いというデータがある。が、その場合も、薬がどのように作用しているか検討されることはない。統合失調症患者が自殺をすれば、すべて「病」というストーリーに流し込まれて、オシマイなのだ。

この高裁の判決に対して、二〇一八年三月、日本精神神経科診療所協会は以下のような声明文を出した。

「多くの通院統合失調症患者の診療に携わっている私たちとしては、この二審判決に重大な危惧を禁じ得ません。そもそも統合失調症は自殺に至るリスクの高い疾患です。（中略）私たちは、この状況で、医師の責を問うのは、きわめて過度であると感じます。こうした判決は、私たちのような医療者の実践を萎縮させせます」

おそらく直樹さんの主治医も同様の思いの中にいるのだろう。

統合失調症だったから自殺した。その認識を疑ってみようともせず、自分たちの診療に対する振り返りも、薬物療法に対する危機意識もないまま、ひたすら己の権利だけを主張するこの声明文に、日本の精神医療の縮図を見る思いだ。（ちなみに、この声明文は、同年九月に日本精神神経科診療所協会のホームページから、なぜか削除されている。）

私は、この章の最初に掲げた、直樹さんが飲んでいた薬の一覧を、ある精神科医に見てもらったことがある。京都にある黒川サルーテメンタールの院長である黒川能孝《くろかわよしたか》氏だ。一覧を見たときの黒川医師の何ともいえない表情は印象的だった。小さな声でうなっているようでもあった。

「これは大学病院の処方でしょう?」と黒川医師は言った。

「一般のクリニックや病院ではこういう出し方はしない、というか、できないです。今、抗精神病薬は減算措置がとられて二種類まで使えますが、ここではその倍以上、しかも多くが最大用量処方です。大学病院では、一種ルール違反的なものでも平気で出しますし、減算となってもあまり堪えない。上からの指導もないと思います。しかし、こう何種類もたくさん出すというのはあまり見ないです。大学病院のその医局とかの体質があるのではないでしょうか」

ただ、と黒川医師は次のように付け加えた。

「大学病院だと対応がむずかしい患者さんが来る場合が多く、とんでもない量まで出してしまうのは、ありうるだろうなとは思います」

じつは私は以前、厚生労働省の役人と別件である折衝をした際、直樹さんのこの処方について書いた手紙を手渡し、あとで電話で感想を聞いてみたことがある。対応してくれたのは医政局の人で、幹部ではなく専門官（薬剤師）だ。

彼はこの薬の一覧を見て、非常に心を痛めているようだった。自分も精神科の処方には疑問を抱いており、厚生労働省の専門官になればこうした現状を少しは変えられるのではないかと期待していたという。しかし、現実の壁は厚かった。医師たちの意見が尊重される省内の力学、「自分の声などかき消されてしまいます」と彼は大きな無力感を抱いていた。それでもせめてできることとして、大学病院の管轄は文部科学省にも及ぶため、この手紙を文科省の担当部署に渡してよいだろうかということだった。

薬剤師としての正義感は私にも伝わってきた。しかし、おそらく現実は何も変わらない。

足元の危うさ

日本において精神医療に関するトピックは、少し前の「精神病院を捨てたイタリア」を経て、現在はフィンランドで実践されている「オープンダイアローグ」へと移りつつあると言っていいだろう。オープンダイアローグとは「開かれた対話」と訳されるが、その名の通り、患者もスタッフも同じテーブルにつき、対等に「対話」することから治癒がもたらされるというものだ。

この話題は、ネットで検索すれば、あふれるほど情報は出てくる。また、精神病院を捨てたイタリアの話も、それを描いたいくつかの映画をはじめ、話題に事欠かない。勉強会やら、鑑賞会やら、さかんに開かれている。主人公の精神科医、フランコ・バザーリア、その人自身を研究テーマにしている学者もいるくらいだ。私は以前ある国立大学の准教授の話を聞いたことがある。また、オープンダイアローグの講演会も聞きにいったことがある。

どちらも話は素晴らしかった。しかし、こうしたことに関心のある人たちの視界に、なぜか足元である日本の精神医療の現状は入っていないようだった。日本から遠く離れたイタリアやフィンランドに関心を抱く人たちには、日本の精神医療はどこか別世界の、イベントとは程遠い退屈な出来事なのかもしれない。

どちらが狂気か

私は陽さんも直樹さんも統合失調症だったとは思っていない。そのことを証明するためにカルテを読み、丹念に解きほぐしてきたつもりだ。

一方、さまざま精神医療に関する本を読んで気になるのは、統合失調症という言葉の大安売りである。「統合失調症は一〇〇人に一人が発症する病気である」とか、「重い統合失調症患者の人に社会の中で暮らしてもらう」とか、「統合失調症を持つ人」とか、あたかも統合失調症を既定の事実として語っていることが、気になって仕方がない。

世界保健機関は統合失調症を「いまだに決定的な定説は確立していない」としているのである。精神科の診断に「確実性」はないはずだ。そのことは精神医療の問題をちょっとかじったことのある人なら、誰でも知っている事実である。にもかかわらず、「精神科で統合失調症と診断を受けた人は統合失調症である」と思考停止を起こしている人がいかに多いことだろう。その場合、自身が思考停止していること自体に気づいていない。統合失調症という病を抱えた人間がどこかに存在するのだという前提しか持ち合わせていないから、人をそうカテゴライズして平気でものを語る。本来の「前提」とは、診断はあいまいにならざるをえないという精神医療の事実のほうだ。統合失調症ありき……これは一〇〇年ほどかけて、精神医療とマスコミが社会に植え付けてきたものである。精神医療を批判的にとらえる人でさえ、その術中にまんまとはまっている。

これをテーマに仕事を始めてしばらくした頃、ある男性と知り合った。彼は不眠が原因で精神科につながり、治療とともにとてつもない量の薬を出されるようになり、私と出会った頃にはそれを自分で減薬していた。それ以前には、何度も精神病院に入退院を繰り返しており、何度目かの退院で自宅に戻ったらもぬけの殻だった。妻と一人息子は彼を捨てて、出ていった。

いつだったか、メールでのやり取りで、男性がこんな文章を送ってきた。

「悪魔のささやきに乗って、鬱だの、社会不安障害だのと言って、簡単に入口に誘導されて、気がついたり、知ったときには手遅れなんです。

知ったときには、高い塀に囲まれたり、鉄の扉二枚の監獄の中で、泣こうが、叫ぼうがどこにも届きはしない。泣き叫べば叫ぶほど、看護師という地獄の獄吏はにやにや笑いながら寄ってたかって縛り付け、下着をはぎ取り、管を通して、おむつをはかすのです。そういう屈辱の中で人は、自尊心を粉々にされ、人から動物に破壊されるのです。そうして自尊心を破壊され動物に堕した人間は家畜のように、従順に自らの意志を持たない存在になるのです。

皆見てくればいいのにと思いますが、見ては〔見てしまったら〕帰って来れないでしょう。見れば終わりです。

なまじ正気を保ったまま出てくるんじゃなかった、と思うときがあります」

減薬中の離脱症状としてアカシジアを抱えながら、じっとしていることができず毎日自転車で何十キロと走り回り、イライラしながら、自虐的な文章や辛辣な文章を頻繁に送ってきた。

あの世界を見てしまった人間として、なんとしても、この現実を暗闇から引っ張り出さなくてはならない、それが生還した自分の使命だとメールに書いてきたこともあった。

しかし、彼も結局、暗闇の中に戻っていった。

精神科での死亡退院は、入院患者三二万人中、年間二万二〇〇〇人強と言われている（二〇一六年六三〇調査から概算）。一日にしたら六〇人以上である。さらに一日に隔離されている人が一万四一一人、拘束されている人が一万九三二人（二〇一六年六三〇調査）。八・三秒に一人が鍵のかかる個室に閉じ込められ、七・九秒に一人が縛り付けられているのだ。そして、精神病院の片隅で、人知れず、不審な死を遂げる人が、一日に六〇人。

どちらが狂気だろう。

さらにその予備軍として、精神科に通院している人は三六一万人以上いる。両手いっぱい、こぼれるばかりの薬を口に放り込みながら、ジワジワと人生の歯車を狂わせていった人が、いったいどれくらいいるだろう。

陽さんの物語と、直樹さんの物語。

声なき人たちの無念の思いが、せめて小さな声になり、少しでも形になればと思う。

もし、精神医療に改善の余地があるとしたら、まずこの現実をとことん見つめ直すこと。そこからしか始まらない。きれいごとの話など、いらない。

■引用・参考文献

伊豫雅臣（中込和幸監修）『過感受性精神病――治療抵抗性統合失調症の治療・予防法の追及』星和書店、二〇一三年

ウィタカー、ロバート（小野善郎監訳、門脇陽子・森田由美訳）『心の病の「流行」と精神科治療薬の真実』福村出版、二〇一二年

大熊一夫『精神病院を捨てたイタリア　捨てない日本』岩波書店、二〇〇九年

大熊一夫『この国に生まれたるの不幸――精神病院の話』晩聲社、一九八七年

カーシュ、アービング（石黒千秋訳）『抗うつ薬は本当に効くのか』エクスナレッジ、二〇一〇年

神田橋條治「ほんとの対話『精神科セカンドオピニオン』書評」『こころの科学』一四三号、二〇〇九年

呉秀三（金川英雄訳・解説）『現代語訳　わが国における精神病に関する最近の施設』青弓社、二〇一五年

呉秀三・樫田五郎（金川英雄訳・解説）『現代語訳　精神病者私宅監置の実況』医学書院、二〇一二年

誤診・誤処方を受けた患者とその家族たち＋笠陽一郎編著『精神科セカンドオピニオン――正しい診断と処方を求めて』シーニュ、二〇〇八年

ゴッフマン、E（石黒毅訳）『アサイラム――施設被収容者の日常世界』誠信書房、一九八四年

斎藤環『オープンダイアローグとは何か』医学書院、二〇一五年

佐藤光展『精神医療ダークサイド』講談社現代新書、二〇一三年

嶋田和子『精神医療の現実――処方薬依存からの再生の物語』萬書房、二〇一四年

嶋田和子『ルポ　精神医療につながれる子どもたち』彩流社、二〇一三年

高木俊介「抗精神病薬の神話――統合失調症に対する薬物治療への盲信から脱するために（後編）」『統合失調症の広場』二〇一二年秋号

辻脇邦彦・南風原泰・吉浜文洋編『看護者のための精神科薬物療法Q&A』中央法規、二〇一一年
適正診断・治療を追求する有志たち編著『精神科セカンドオピニオン2――発達障害への気づきが診断と治療を変える』シーニュ、二〇一〇年
長嶺敬彦『抗精神病薬の「身体副作用」がわかる』医学書院、二〇〇六年
西丸四方『心の病気』創元こころ文庫、二〇一六年
バートン、ラッセル（正田亘訳）『施設神経症――病院が精神病をつくる』晃洋書房、一九八五年
橋本明編著『治療の場所と精神医療史』日本評論社、二〇一〇年
福武敏夫『神経症状の診かた・考えかた――General Neurology のすすめ』医学書院、二〇一四年
包括的暴力防止プログラム認定委員会編『医療職のための包括的暴力防止プログラム』医学書院、二〇〇五年

■年　譜

【陽さんの年譜】

一九七八年　三月三一日　千葉県に生まれる。
一九九七年　四月　都内有名私立大学社会学部入学。
一九九九年　四月　大学三年生（二一歳）のときはじめて精神科（T総合医療センター）を受診するも、数度で通院は中断する。大学は留年。
二〇〇一年　正月　下宿アパートにひきこもったため、両親が実家に連れ戻す。大学は休学。
同年　九月　突然、大学に退学届を出す。
同年　九月二七日　二三歳。両親と共に市原T病院を受診。対人恐怖症（心因反応）との診断でパキシルが処方される。
同年一一月三〇日　引っ越し業者を殴ったことで統合失調症と疑われ、リスパダールが処方される。
同年一二月　二日　リスパダールの副作用と思われる錐体外路症状を発症し、救急搬送。
同年一二月　六日　市原T病院に入院。薬が増える。
同年一二月二二日　診断名として書類上にはじめて「統合失調症」が登場する。
二〇〇二年　一月一三日　自殺未遂のような行為に及び、増薬、身体拘束となる。精神症状悪化し、ジストニアの症状が出現する。
同年　五月三〇日　ジストニア治療のため国立T大学病院に転院。改善は見られず。精神症状も悪化。
同年一一月三〇日　国立T大学病院を強制的に退院となる。その後は自宅療養。
二〇〇五年　九月一四日　国立T大学病院に二度目の入院。ＥＣＴ等の治療を受けるが、改善せず。
二〇〇六年　二月　五日　またしても強制的に退院させられ、その後自宅療養となる。
二〇一一年　九月一五日　I病院に入院。統合失調症から広汎性発達障害に診断が変わる。

二〇一二年　一月　一日　保護室内で暴行事件発生。頸椎骨折、頸髄損傷。その後寝たきりとなり、療養型病院に転院。
二〇一四年　四月二八日　呼吸不全（両側性肺炎）により死亡。享年三六歳。
二〇一五年　七月　八日　二人の准看護師を傷害致死容疑で逮捕。
二〇一七年　三月一四日　地裁判決。一人は無罪、もう一人は暴行罪で罰金三〇万円の判決。
二〇一八年一一月二一日　高裁判決。一人は無罪、もう一人は暴行罪が公訴時効で免訴となるも翌月上告。

【直樹さんの年譜】
一九九三年　五月二九日　大阪に生まれる。
二〇一二年　四月　国立H大学理学部入学。
二〇一二年一一月二九日　精神科を初受診し、診断名不詳だがジプレキサ服用。その後通院は中断。
二〇一四年　六月　三日　××神経内科クリニックを受診。リスパダールが処方される。診断名は「身体表現性障害」。
二〇一四年一〇月一〇日　▽▽第一病院を受診し、統合失調症と診断される。自ら医師に薬をリクエストすることもあり、またたく間に薬の量が増えていく。大学は休学となる。
二〇一五年　三月　五日　高度医療を求めて、母校のH大学病院に自ら希望して転院するも、最終的に一日に五〇錠近い向精神薬の服用に至る。
二〇一五年一〇月　八日　減薬のためM病院に転院。六か月の入院予定を三か月で退院する。
二〇一六年　一月二七日　母校校舎八階から投身自殺。享年二二歳。

おわりに

今手元に、少し古いが一九八五年に出版された『施設神経症——病院が精神病をつくる』(晃洋書房)という本がある。

著者ラッセル・バートンの書いた序文によれば、精神病院でよく見かける患者の「無気力、興味の欠如、自発性の喪失、時々見られる特徴的な姿勢と歩き方といったもの」は、施設で過ごしたための結果であり、「いわば、精神的床ずれ(mental bed-sore)」であるという。そしてバートンは、この状態を「施設神経症」と呼ぶ。

患者が「施設神経症」となる要因として、バートンは以下の八つを挙げている(同書一七〇頁)。

①外界との接触の喪失
②何もしないでブラブラさせられることや責任感の喪失
③暴力、おどし、からかい
④専門職員のえらそうな態度

⑤個人的な友人、持ち物、個人的な出来事の喪失
⑥薬づけ
⑦病棟の雰囲気
⑧病院を出てからの見込みのなさ

これらは、まさにそのまま現代の日本の精神病院の風景である。

精神病院が精神病をつくる――この指摘は精神医療が「医療」を名のるかぎりにおいて、ぜひとも変えていかねばならない事項だ。では、どうすればいいのか。

それはもちろん、①～⑧を改善していくことでしかない。そして、バートンはそれを「治療」と呼ぶのである。

この「治療」は、しかし、④⑥⑦以外「医療」とはほとんど無縁の事柄だ。何も進歩を待つ必要はない。できない相談ではないはずだが、日本において改善される空気が感じられないのは、なぜなのだろう。

答えはこんなところにもあるかもしれない。

二〇一八年五月、全国の精神病院でつくる「日本精神科病院協会」の会長である山崎學氏が協会誌の巻頭言に「精神科医にも拳銃を持たせてくれ」と書き、大きな批判を浴びた。

山崎氏は自身が理事長を務める病院の医師が朝礼で話した内容を「興味深い」として紹介した。

この医師は、米国では精神病院における患者の暴力に対応するため、現場の担当者は銃や手錠を使っている現状を紹介。そのうえで、「僕の意見は『精神科医にも拳銃を持たせてくれ』ということです」と主張した。山崎会長本人の考えは記されていないが、末尾にこう書いている。

「精神科医療現場での患者間傷害、患者による職員への暴力に対応するため、日本精神科病院協会では精神科医療安全士の認定制度を検討している」

もしこの制度が成立したら、患者の暴力対応のための「精神科医療安全士」にはいったいどんな「武器」を持たせることになるのだろうか。気の重くなるような空想がふくらんでいく。

この会長は二〇一二年一月の巻頭言において、こうも書いている。

「医療提供のバロメーターである、アクセス、コスト、アウトカムいずれをみても、日本の精神科医療は世界一だと思います」

ちょうどこの号が世に出た二〇一二年一月一日、その世界一という日本の精神病院の一隅でＩ病院事件は起きたのである。（現在、巻頭言はすべて日本精神科病院協会のホームページから削除されている。）

冒頭掲げたラッセル・バートンの指摘と精神科病院協会会長の発言の、病者に対するまなざしの違いの原因はどこにあるのだろう。

日本の精神病院はそもそもが、入院患者の「快復」を考えて造られたものではなかった。精神障害者を危険な人々として社会から隔離、収容するのが目的だった。六〇年ほど前、精神病院が続々と建設されていった当時と現代とで、精神病院や私たちの病者を見る目にどれほどの「進化」があっただろうか。山崎氏があそこまで言えるのは、それが国民の（一部の）感情を反映しているという自信があるからだ。

「治療なき監禁」と言われた私宅監置から一〇〇年以上経ち、日本の精神医療はこれからどこに向かって歩んでいくことになるのだろう。一〇〇年前から現在まで、すでにどん底は通り過ぎたのか。それとも底はまだまだ続くのだろうか。

私としては、百年河清《かせい》を俟《ま》つ気持ちだ。

＊裁判について＊

I病院事件は、本稿を書いていた最中の二〇一八年一一月二一日に、東京高等裁判所の判決が出た。結果は、被告であった二人の准看護師のうち、一人は一審判決と同じく「無罪」、もう一人も一審判決どおり暴行罪（一審では暴行を一回としていたが高裁では二回の暴行を認定）であった。しかし、暴行罪は三年が公訴時効であるため、結果は、一審判決を破棄して「免訴」である。人ひとり亡くなっているにもかかわらず、控訴審判決において、誰にもいかなるお咎めもない結果となった。

二〇一八年一二月、宮崎被告は免訴という判決さえ不服として無罪を求めて上告し、「I病院事件」は未だ結審していない。とはいうものの、裁判の成り行きを見守る中で感じた、相も変わらぬ精神医療裁判の壁の厚さ、大病院を相手に闘うことの無力感。偏見、圧力等々の結果の理不尽な裁判の流れには、非常に強い憤りを覚えるものである。

著者

嶋田和子（しまだ・かずこ）

一九五八年生まれ。早稲田大学卒業。一九八七年からフリーのライター。二〇一〇年六月にブログ「精神医療の真実　フリーライターかこのブログ」を立ち上げて体験談を募る。

主著：『私たちが、生きること』（ありのまま舎編、新潮社）、『大きな森の小さな「物語」――ハンセン病だった人たちとの十八年』（文芸社）、『ルポ　精神医療につながれる子どもたち』『発達障害の薬物療法を考える』（以上、彩流社）、『精神医療の現実――処方薬依存からの再生の物語』『〈向精神薬、とくにベンゾ系のための〉減薬・断薬サポートノート』（以上、萬書房）

連絡先：kakosan3@gmail.com

青年はなぜ死んだのか
カルテから読み解く精神病院患者暴行死事件の真実

二〇一九年二月一日初版第一刷発行

著　者　嶋田和子
装　幀　西田優子
発行者　神谷万喜子
発行所　合同会社　萬書房
〒二二二－〇〇一一　神奈川県横浜市港北区菊名二丁目二四－一二－一〇五
電話　〇四五－四三一－四四二三　ＦＡＸ　〇四五－六三三－四二五二
yorozushobo@tbb.t-com.ne.jp　http://yorozushobo.p2.weblife.me/
郵便振替　〇〇二三〇－三－五二〇二二

印刷製本　モリモト印刷株式会社

ISBN978-4-907961-14-5　C0047

萬書房の本

精神医療の現実　処方薬依存からの再生の物語

嶋田和子著　四六判並製二二四頁／本体価格一九〇〇円

離脱症状で苦しむ人、再服薬する人、断薬に成功する人等々9のケースに学び、処方薬依存からの再生の道を探る。

向精神薬、とくにベンゾ系のための

減薬・断薬サポートノート

嶋田和子著　四六判並製一二八頁／本体価格一四〇〇円

当事者の減・断薬体験がベース。離脱症状緩和に関する知恵も満載。

萬書房の本

ＡＩＤで生まれるということ
精子提供で生まれた子どもたちの声

非配偶者間人工授精で生まれた人の自助グループ（ＤＯＧ）・長沖暁子編著　四六判並製二〇八頁／本体価格一八〇〇円

ＡＩＤで生まれた当事者6人が、その苦悩や家族との葛藤、提供者への思い等々、自分の言葉で綴った初めての書。

沈黙を越えて
知的障害と呼ばれる人々が内に秘めた言葉を紡ぎはじめた

柴田保之著　四六判並製二三二頁／本体価格二〇〇〇円

重度重複障害・自閉症・遷延性意識障害等でも人は皆豊かな言葉の世界をもつことを長年の実践研究から明らかに。